運動効果を
最大限に引き出す

やせる! カラダのキレを取り戻す!

最強の食事

森拓郎

カリスマトレーナーが教える

究極の
“肉体
改造食”

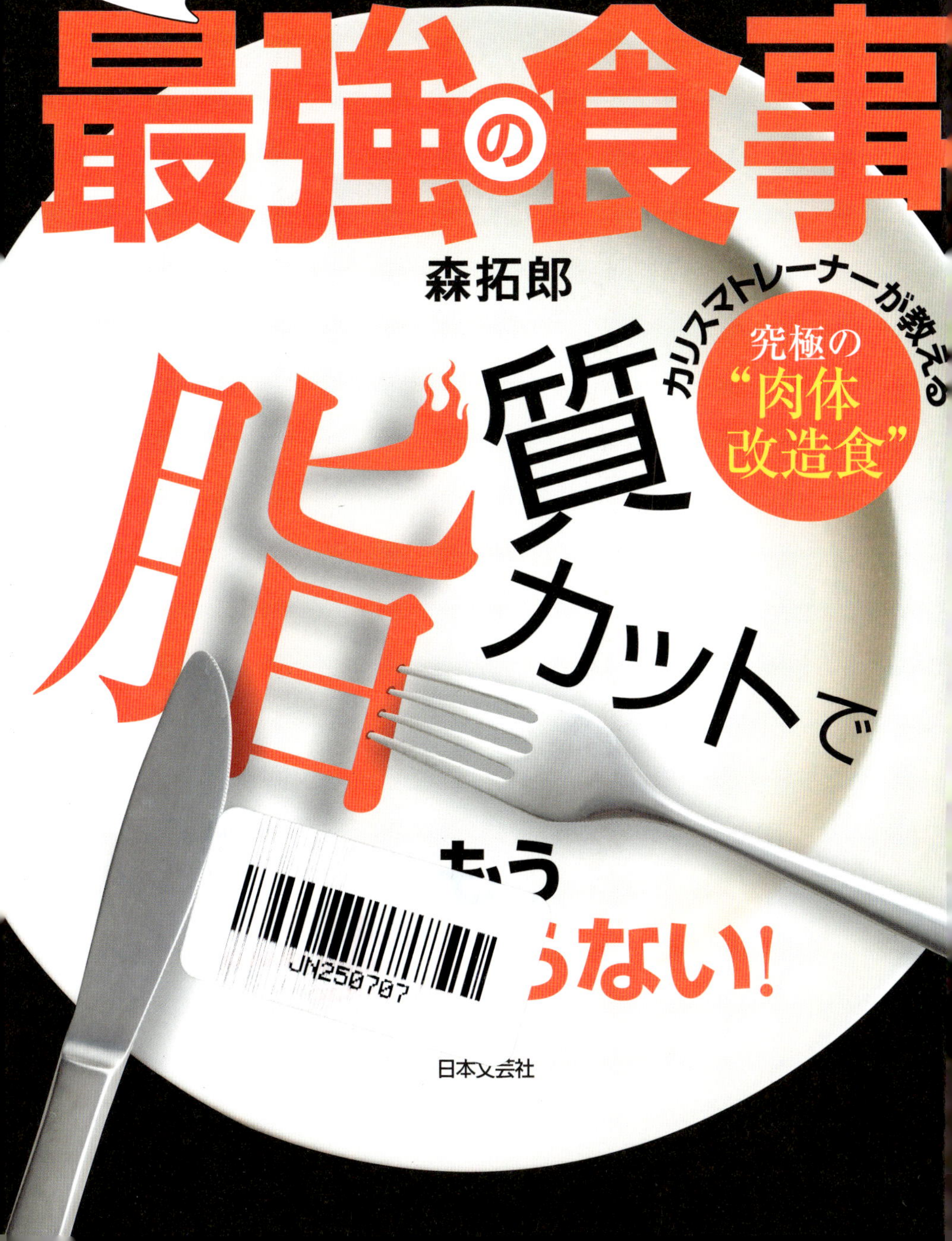

脂質カットで

もう

ない!

日本文芸社

はじめに

「健康診断で指摘された」「格好よくなりたい」「今流行の細マッチョになりたい」……ダイエットを始めるきっかけは人さまざま。その方法もまた、人の数だけあるといってもいいでしょう。そして、「やせたい！　そうだ、スポーツジムへ行こう！」と考える人は少なくないはず。実際、ジムにはダイエットを目指す人々であふれています。

ジムには、部位ごとのマシンがあります。プールがあります。ランニングマシンもあります。ところが、そのどれを使っても、やせないのです。インストラクターの腕が悪い？　体質のせい？

多くの人が疑問を持ちながら続けているか、あきらめて退会しています。そもそも指導するインストラクターが太っているというケースすらあります。

運動が大好きで、何時間でも汗をかいていたいという方なら、それもいいでしょう。けれど、「やせるため」「健康のため」といった目的があるのなら、あくまでも運動は目標を達成するための手段に過ぎません。せっかくならやせるために使う時間は短くして、家族とのひとときや、本来の趣味にもっと時間を使ってはいかがでしょうか。

ここでは、そんなふうに思う、本来運動ギライな人にこそおすすめできる、短時間で最大限の効果を上げる仕組みを紹介していきます。

実は、ジムに行かなくても、過酷な運動をしなくても、やせる方法あります。それも、ただやせるだけでなく、「やせ方」をマスターすれば、一生太らないやせ体質にだってなれるのです。

ダイエットを繰り返してきた人も、初めてダイエットに取り組む人も、ぜひ、本書をひもといて、カラダに革命を起こしてください。

森　拓郎

CONTENTS

運動効果を最大限に引き出す最強の食事

oduction

“落とし穴”があった!

運動

- とにかくやせるために有酸素運動している
- サウナで汗を流せばやせると思っている
- 週1回のランニングでダイエット!
- スクワットは
ラクラク50回以上できる!

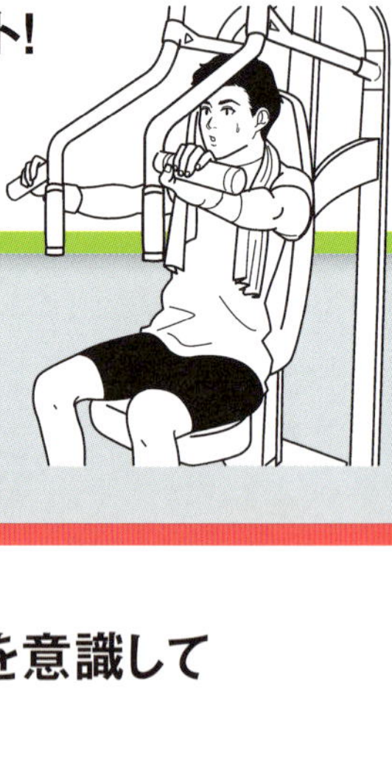

食事

- コンビニランチでは野菜不足を意識して
野菜ジュースを飲んでいる
- 健康を意識してサラダは食べる!
マヨネーズやドレッシングで好みの味つけに
- 好きなお酒はビールや日本酒
- ステーキは赤身よりも霜降り肉

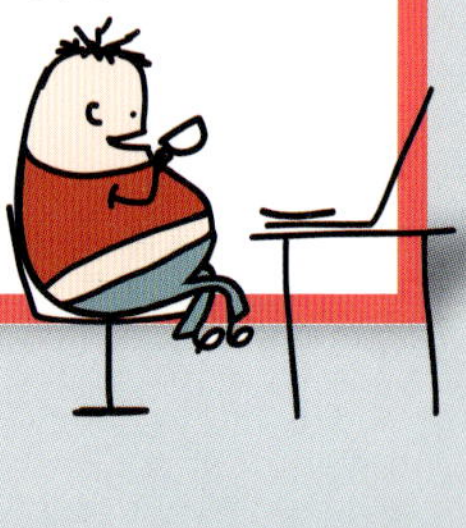

Intr

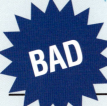

BAD

運動しているのに効果が出ない…

こんな取り組み方に

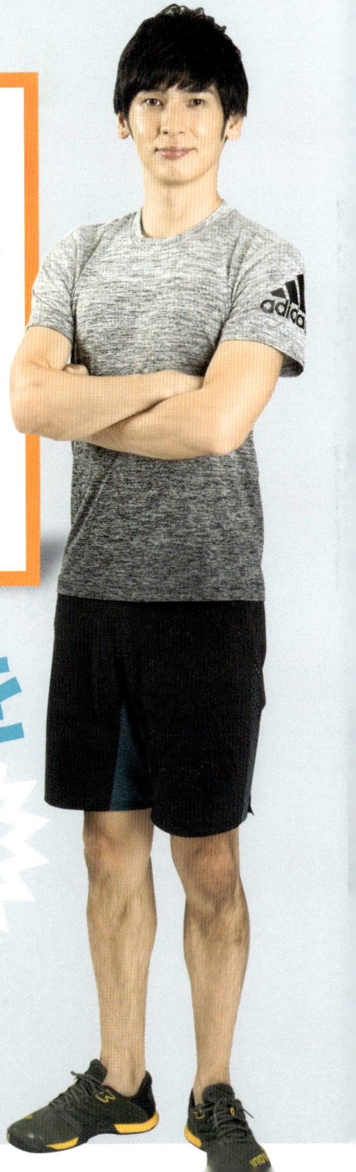

生活習慣

- 食べる日はガッツリ、
食べない日は全然食べない
- 仕事中、スポーツドリンクや微糖の
缶コーヒーなどを結構飲む
- 運動は時間がかかるから
腰が重い
- BMIや体重の
増減だけが
気になる

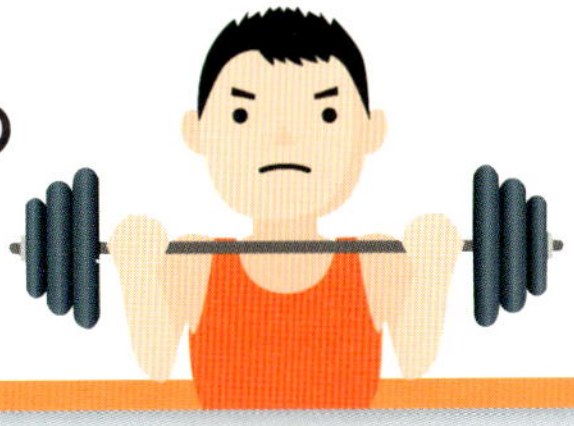

みなさん、
運動に成果を
求めすぎて
いませんか?

「運動の効果」を引き出すために 食事の摂り方に目を向けよう

なぜ運動しているのにやせないのか？　それは、「運動量」が不足しているからではありません。もちろん、適切なトレーニングができていないから、というのも一因としてあるかもしれませんが、大前提として、日頃から質や量、タイミングなどを意識した「適切な食事」を摂っていないことが原因、ということが多いのです。

前ページでは、日ごろから「やせたい！」「やせない！」という人がはまりやすいワナを列挙しましたが、身に覚えのある人が皆さんのなかにもいるかもしれません。

おそらく多くの人は、運動の成果を過信しているのではないでしょうか？　「ガッツリやって筋肉をつければやせるでしょ」とか「糖質制限＋運動で効果絶大だ！」などなど。

ところが、そもそも人が「太る」のは運動を怠けたからではなく食べ過ぎが原因です。左ページに一般的な運動で消費されるエネルギーをご紹介しましたが、一見キツそうに見える種目でもカロリー的には「生ビール1杯で帳消し」になってしまうのです。

実は運動の目的を「脂肪を燃やすこと」に設定するのには、超ハードなアスリートは別として、一般の人には少々無理があります。ダイエットの観点からすると、運動は脂肪を燃焼させやすくする**「代謝のよいカラダ」をつくるスイッチを入れる**ために行うのです。そのためには質のよい食べ物をきちんと摂って質のよい運動を心がけることが大切です。本書では特に「運動」そのものではなく、運動をする人が意識してほしい「食事のあり方」について取り上げていきます。

目からウロコ!

運動で消費できるエネルギーは意外に少ない

体重60kgの人が30分運動した場合の消費エネルギー量の目安

ゴルフ 77.5kcal	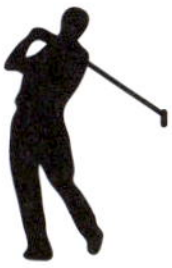	≒	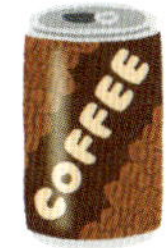	缶コーヒー （190mℓ） （75kcal）
太極拳 126kcal	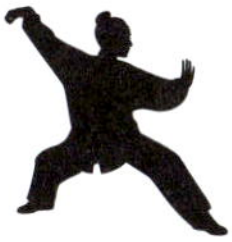	≒	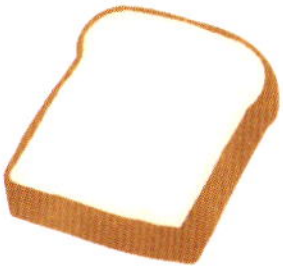	8枚切り 食パン （120kcal）
軽い ジョギング 155kcal	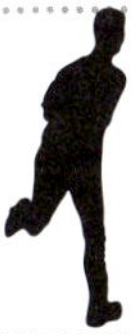	≒	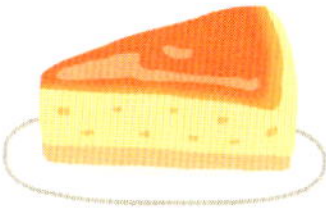	チーズケーキ 半分 （1コ300kcal）
テニス （シングルス） 167.5kcal	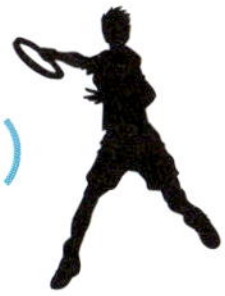	≒	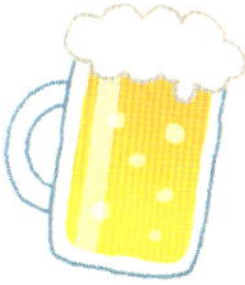	生ビール 中ジョッキ1杯 （200kcal）
ランニング 220kcal	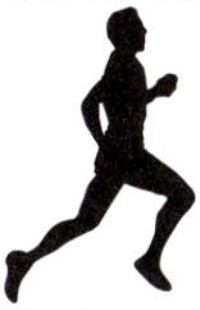	≒	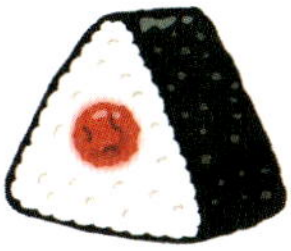	おにぎり（梅） 大1コ （230kcal）
水泳255kcal	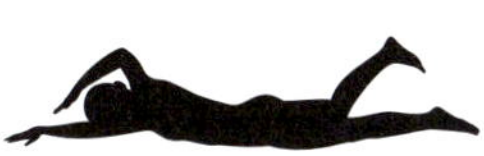	≒	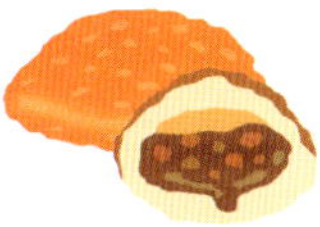	カレーパン 1コ （280kcal）

厚生労働省「嗜好品を食べたい場合の量の目安」（2007）をもとに作成

栄養素を知ることが、最強の食事の第一歩

ダイエットなどの肉体改造に取り組む際には漠然と食事をしていたのではよい成果は望めません。食品に含まれる栄養素に関して正しい知識を得ることが成功につながります。

カラダは食べ物でできている

すべての食べ物に何らかの栄養素が含まれています。なかでも皆さんに知っておいていただきたいのが3大栄養素です。3大栄養素とは、炭水化物（糖質＋食物繊維）、たんぱく質、脂質のことを指し、この3つはカロリーとして、すべてエネルギー源になります。

糖質は運動する際の即効性エネルギーとして使われたり、余った分は脂肪として蓄えられる性質があります。脂質は3大栄養素の中で最もカロリーが高く、エネルギー量が多い栄養素です。

また、たんぱく質は筋肉をはじめ、主にカラダの構成要素になります。ここにビタミンとミネラルを加えたものが5大栄養素と呼ばれ、この2つは3大栄養素の持つエネルギーをうまく使うために働いてくれます。

普段からカロリーを気にしていても、その内訳を知らないと代謝不良につながるので要注意。高カロリーだからと肉類を食べずにサラダばかり食べていたのでは、たんぱく質が足りず、代謝に必要な筋肉がどんどん分解されてしまい逆効果です。つまり、カロリーが低くてもたんぱく質が少なく、糖質や脂質が多い食事を摂れば、エネルギー過多となり、肥満につながってしまいます。

～必要な栄養素と、それぞれの役割～

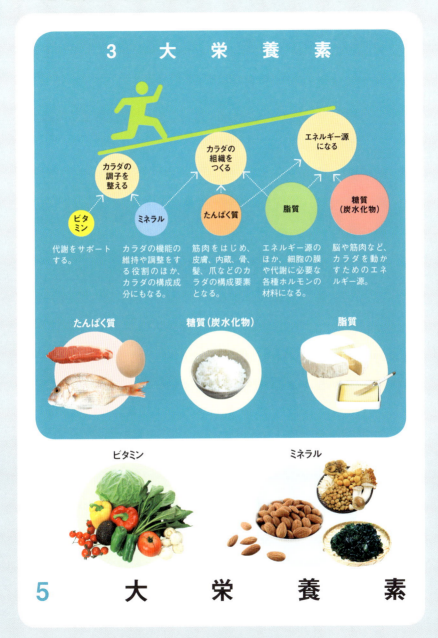

3大栄養素

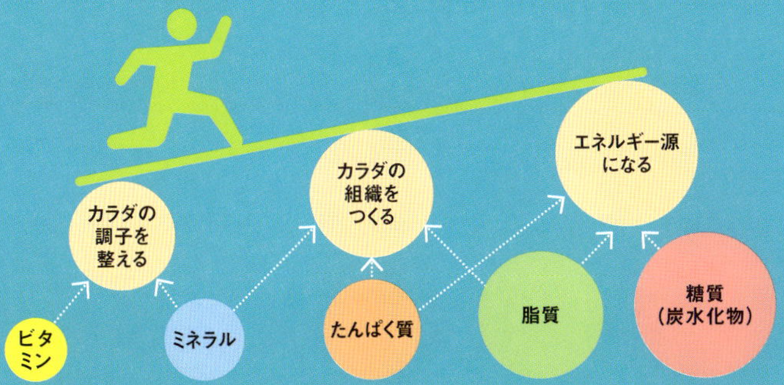

代謝をサポートする。

カラダの機能の維持や調整をする役割のほか、カラダの構成成分にもなる。

筋肉をはじめ、皮膚、内蔵、骨、髪、爪などのカラダの構成要素となる。

エネルギー源のほか、細胞の膜や代謝に必要な各種ホルモンの材料になる。

脳や筋肉など、カラダを動かすためのエネルギー源。

たんぱく質

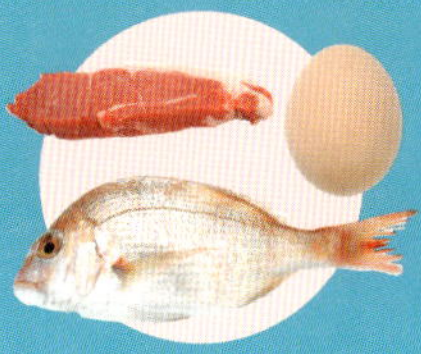

糖質（炭水化物）

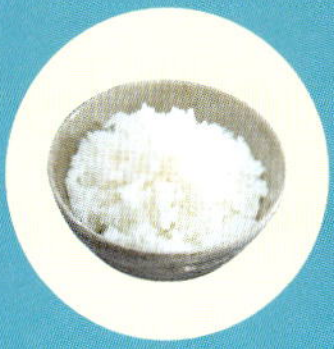

脂質

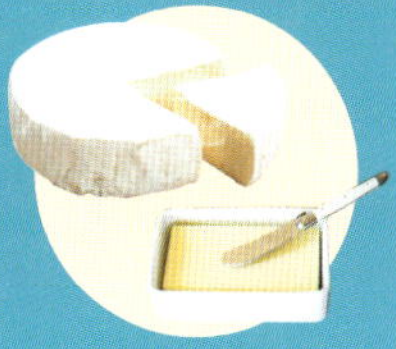

ビタミン

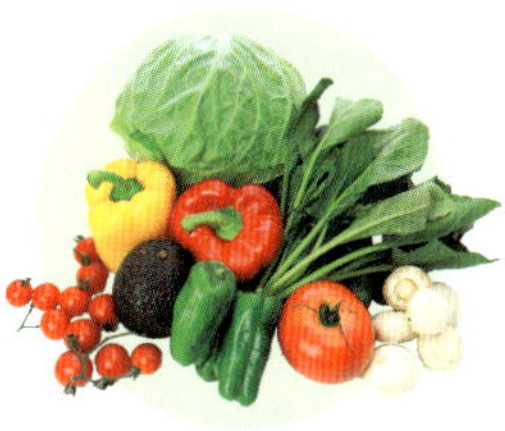

ミネラル

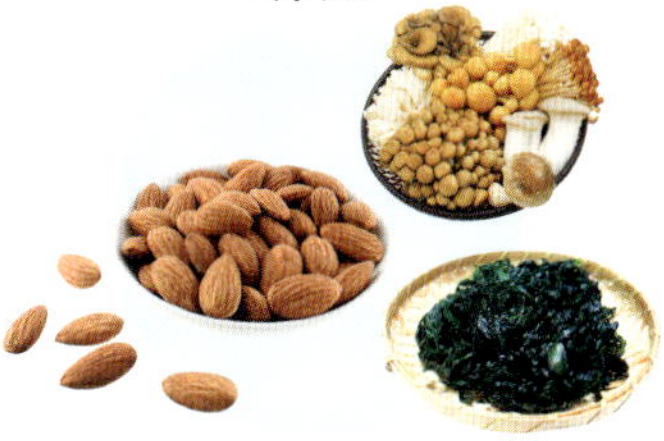

5大栄養素

最強の食事 Part 1

知識編

運動効果が上がる食事は

低脂質 糖質OK 高たんぱく質

糖質を摂らないで運動すると効果が低下することも…。
そこでおすすめしたいのが、たんぱく質と糖質をきちんと摂ってカロリーの高い脂質を最低限にする食事です。質のよい素材を選んで効率的に脂肪を燃焼させましょう。

昨今、糖質を極力摂らない「糖質制限」ダイエットが流行しています。この方法の効果は否定しませんが、運動をする人であれば糖質制限にこだわる必要はありません。というのもカラダを動かす際のメインのエネルギーは糖質だからです。実は運動の効率やパフォーマンス向上のためには、糖質を摂るほうが好結果をもたらすのです。

ただし、脂質と糖質をダブルで摂りすぎるとエネルギー過多で脂肪がつきやすくなります。糖質を摂るのであれば脂質の摂取は極力カットしましょう。

運動をする人は、前項で取り上げたように、筋肉の元となるたんぱく質をしっかり摂るのも大切です。そして、食品選びの際は、後にご紹介するような低GI・高N／Cレートの食べ物を選ぶようにすると腹持ちもよく、食べ過ぎや余分な間食、血糖値の急上昇も避けられます。

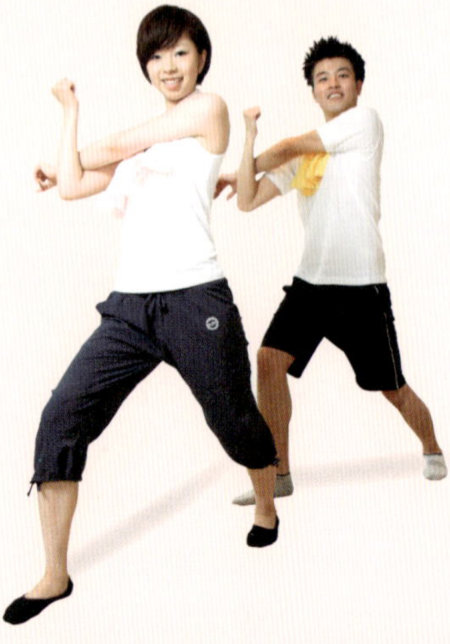

運動するなら糖質を適切に摂ろう!

運動していない人なら別ですが、糖質は運動する人にとって必要な栄養素です。運動中、糖が不足すると筋肉も分解してエネルギーを補おうとするため、せっかくトレーニングしても効率が上がりません。栄養不足状態だと、筋肉が落ちて代謝も低下してしまうという悪循環にもつながってしまいます。運動の前後に糖質を適切に摂取することでパフォーマンスが向上し、「やせやすいカラダ」づくりにつながります。

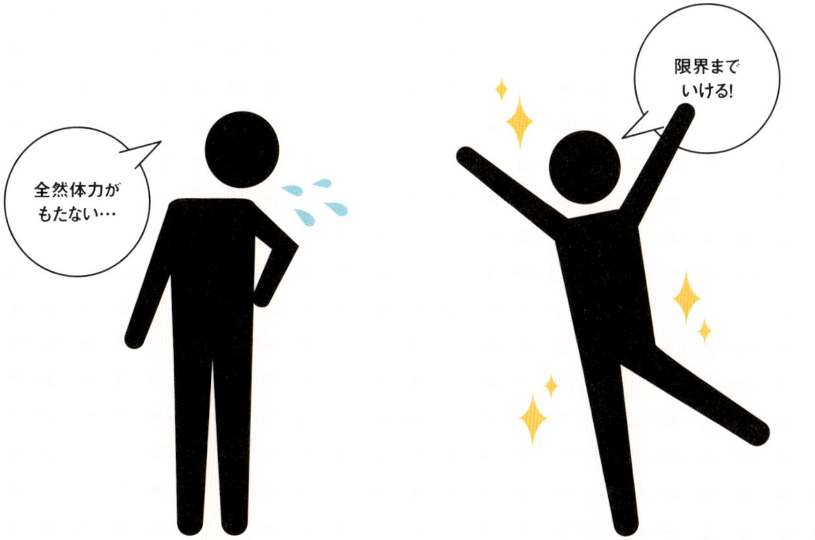

運動前に糖質を摂らなかった人

運動前に糖質を摂取した人

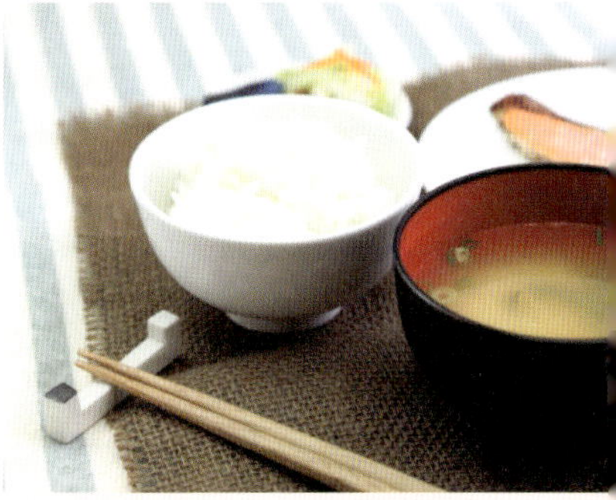

何をどれだけ食べる？

おすすめの栄養バランスは2：6：2

1日のなかで何をどれだけ食べるか？
その目安になるのが食べ物に含まれる3大栄養素の量です。
自分が1日に消費するエネルギーの総量を把握して
きちんと消費できる範囲内で取り込んでいくのが大切です。

厚生労働省では、日本人の栄養バランスとして、たんぱく質15％、糖質（炭水化物）60％、脂質25％という数字を推奨しています。

ところが、高たんぱく低脂質食では、たんぱく質を20％、糖質は同様に60％、脂質20％というバランスで奨めています。

たんぱく質にももちろんカロリーがありますが、糖質や脂質に比べてエネルギーとなる効率が悪く、カラダの構成要素に回る割合が多いため、体脂肪にはなりにくいことで知られています。

運動しながらやせて、筋肉もつけて、食べても太らない体質を目指すというならまずたんぱく質。さらに、**肉などの動物性たんぱく質7、豆腐などの植物性たんぱく質3の割合**で摂ると、消化吸収もよく、脂質も抑えられて、より理想的です。

高たんぱく低脂質食の栄養バランスは、

たんぱく質…20％
糖質…………60％
脂質…………20％

基礎代謝（約60%）

じっとしていても生命活動を維持するために自動的に消費されるカロリー。年齢、体格、性別などで異なる

平均身長・体重で割り出した場合の基礎代謝量

年齢	女性	男性
18〜29歳	1,120kcal	1,510kcal
30〜49歳	1,150kcal	1,530kcal
50〜69歳	1,110kcal	1,400kcal
70歳 〜	1,010kcal	1,280kcal

＋

食事誘発性熱生産（約10%）

食事をしている最中に生み出される熱のこと。
たんぱく質は3大栄養素でもトップで熱をつくりだす

＋

身体活動量（約30%）

安静から激しい肉体労働まで、人によりさまざま

＝

1日に消費される総エネルギー

[3大栄養素のカロリーで割り振る]

たんぱく質（1gあたり4kcal）……………… 440kcal
糖質（1gあたり4kcal）……………… 1320kcal
脂質（1gあたり9kcal）……………… 440kcal

仮に1日の摂取エネルギーが2200kcalだった場合の理想の栄養

バランス2:6:2

運動する人なら たんぱく質の摂取を積極的に

一般的に1日のたんぱく質の必要量は体重1kgあたり1gと言われています。ただ、運動習慣をつけて代謝アップを目指す人であれば、より積極的にたんぱく質を摂取したいもの。そこで、一般的な必要量のほぼ1・5倍、つまり体重50kgの人なら約75gの量を摂ることをおすすめします。たんぱく質を含む食品については、自分の手のひらの大きさの量を目安にするとよいでしょう。肉類は、牛や豚であれば赤身肉、鶏肉ならささ身や皮を除いた胸肉など脂質の少ないものを選びましょう。

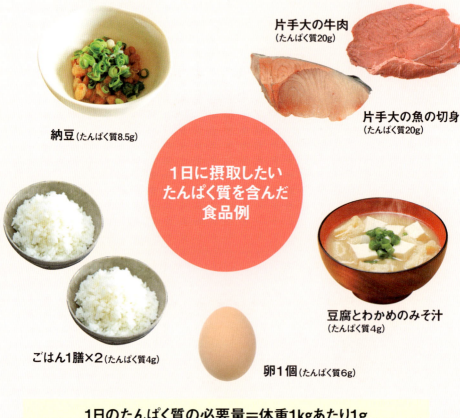

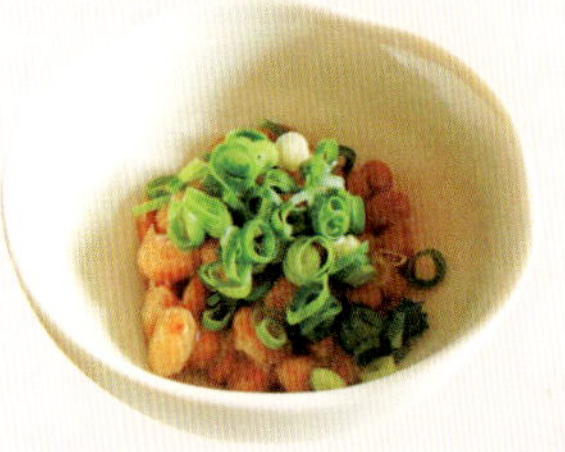

納豆（たんぱく質8.5g）

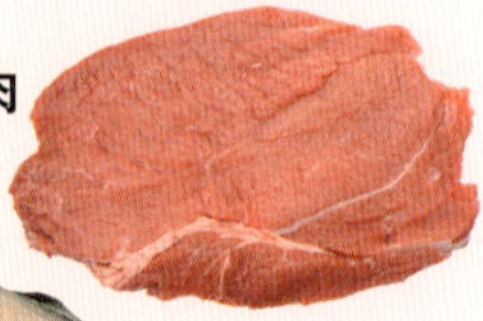

片手大の牛肉（たんぱく質20g）

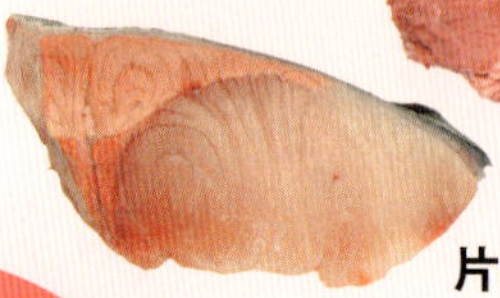

片手大の魚の切身（たんぱく質20g）

1日に摂取したい たんぱく質を含んだ 食品例

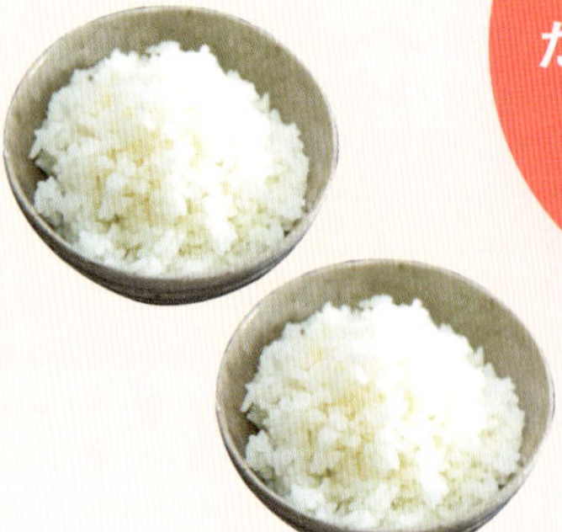

ごはん1膳×2（たんぱく質4g）

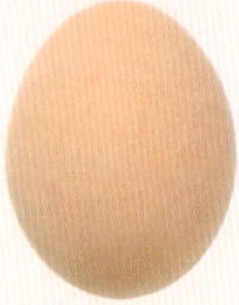

卵1個（たんぱく質6g）

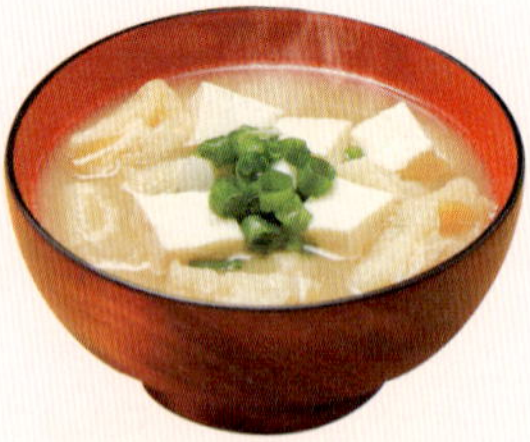

豆腐とわかめのみそ汁（たんぱく質4g）

1日のたんぱく質の必要量＝体重1kgあたり1g
代謝アップを目指すならほぼ1・5倍→
体重50kgの人なら約75gのたんぱく質が必要

知っておきたい
～ 高N／Cレート食品を取り入れる ～

[主なビタミンと働き]

ビタミンC
健康的にやせるための必須ビタミン。免疫力を高め、筋肉をつくる。

ビタミンA
組織や粘膜の保護、抗ガン作用がある。

ビタミンB6
肉や魚を多く食べる人に必須。たんぱく質をアミノ酸に分解し、脂質を代謝する

ビタミンD
骨の主成分であるカルシウムの吸収を助け、筋肉の機能を良くする。

ビタミンB12
脂質の代謝を促し、赤血球をつくる。

ビタミンE
活性酸素の害から体を守る。

ビタミンB2
脂肪の代謝にかかわる。不足すると脂質をエネルギーに分解できない。

含まれる食材例
レバー　アーモンド　焼きのり

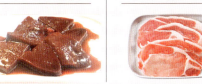

ビタミンB1
糖質を分解してエネルギーに変換させる。ごはんや麺など糖質を摂る人は消耗が激しいので積極に摂る。

含まれる食材例
きのこ　豚肉　こんぶ

[ミネラル]

カルシウム
骨と歯を健康に保ち、血液などの体液をアルカリ性にする。

マグネシウム
糖のエネルギー代謝に必須。300種類以上もある酵素を活性化させる。

含まれる食材例
カツオ　カキ

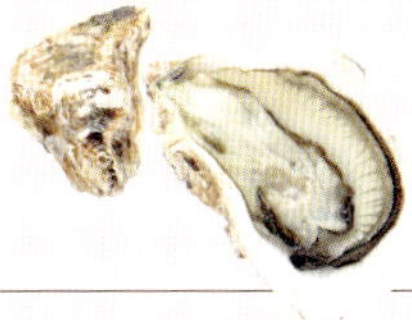

亜　鉛
体内酵素の働きを活性化し全身の新陳代謝を良くする。

含まれる食材例
牛肉　高野豆腐

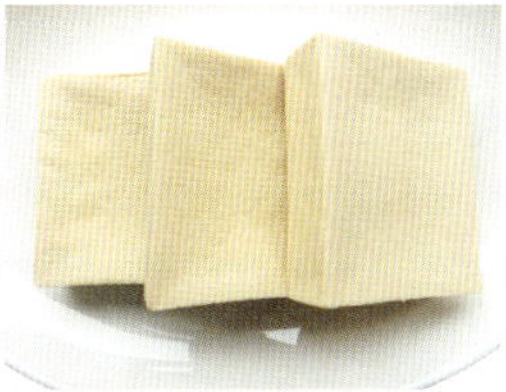

食べ物の総カロリー（C）を分母に、ミネラルやビタミンなどのニュートリション（Nutrition）の割合を分子にして表した、食品の一指標がN/Cレート。Nの割合が高い「高N ／ Cレート食品」をたんぱく質と一緒に摂るとより代謝が上がりやすくなるため、食の質を上げてダイエットすることができます。ちなみにPart2でご紹介する食材「マゴワヤサシイ」はほとんどが高N ／ Cレート食品です。

知らず知らずのうちに摂り過ぎてしまう脂質に注意

3大栄養素の1つであり、エネルギーだけでなく代謝アップにも役立つ脂質。ところが、外食やスーパーの総菜など、気がつくと必要以上の脂質量を摂り過ぎてしまいがちなので要注意です。

脂質には飽和脂肪酸と不飽和脂肪酸の2種類があります。前者はバターや牛脂など動物性の脂肪。後者はオメガ3・6・9という種類に分かれます。

特に**気をつけたいのがオメガ6系の油であるリノール酸**。これはインスタントラーメンやスナック菓子、菓子パンなどに多く含まれ、代謝の妨げになるのです。パッケージの袋を返すと、「植物油」「植物性油脂」などと表記されています。現代では色々な食べ物にオメガ6が入っているので、知らず知らずのうちに過剰摂取してしまっています。

脂質は、さまざまな食品に含まれているため、「運動の効果を引き出す」ための食事にはあえて摂る必要はありません。意識して摂るエネルギーは糖質とたんぱく質だけで問題ありません。

目からウロコ!

牛脂を使って余分な油カット

代謝のよいカラダづくりの妨げとなる脂質の過剰摂取を避けるため、炒め物の際にはサラダ油は禁物。調理時には、スーパーなどで無料で手に入ることの多い牛脂をフライパンに薄く塗って、焦げつきを防ぐ程度に使用するのがおすすめです。

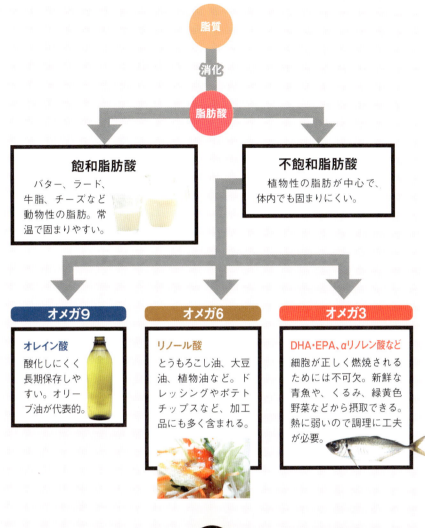

脂質

消化

脂肪酸

飽和脂肪酸

バター、ラード、牛脂、チーズなど動物性の脂肪。常温で固まりやすい。

不飽和脂肪酸

植物性の脂肪が中心で、体内でも固まりにくい。

オメガ9

オレイン酸

酸化しにくく長期保存しやすい。オリーブ油が代表的。

オメガ6

リノール酸

とうもろこし油、大豆油、植物油など。ドレッシングやポテトチップスなど、加工品にも多く含まれる。

オメガ3

DHA・EPA、αリノレン酸など

細胞が正しく燃焼されるためには不可欠。新鮮な青魚や、くるみ、緑黄色野菜などから摂取できる。熱に弱いので調理に工夫が必要。

目からウロコ!

糖質と脂質の重ね合わせはNG

ファーストフード店で食事をすると何となく頼んでしまうフライドポテトやシェイク。実はコレ、高脂質と高糖質のダブルコンビであり、何気なく頼んでしまうと肥満を招く最悪の組み合わせです。本書は「適切な糖質を摂りながら運動」がコンセプトなので、脂質の量や過度な糖質はしっかり制限する必要があります。

こんな食品に注意

これを食べたらダイエットのスタートラインにも立てないという、「食品」があります。
さまざまな栄養素を覚えるのは面倒、という人は、これらをやめるだけでも大きな一歩です！

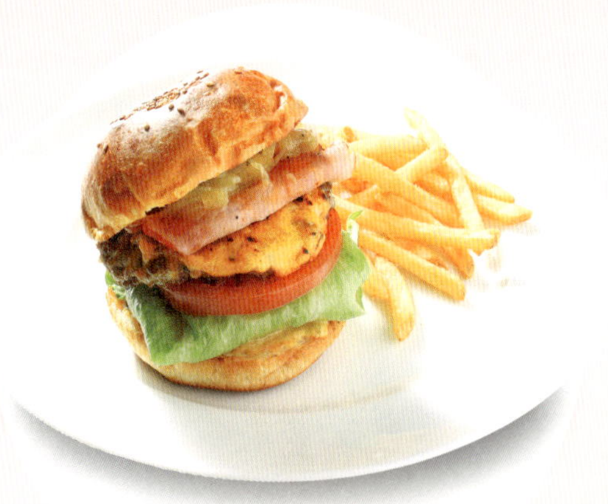

インスタント食品、ファストフード

お湯をそそぐだけのカップ麺、1秒で出てくるハンバーガーなど、安くて手軽ですが、高カロリー・低栄養。だから安価なのです。

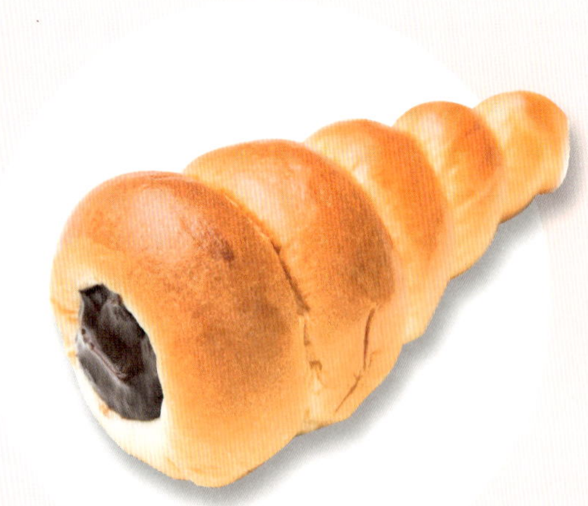

菓子類

菓子、アイスクリーム、パンなど。「菓子パンなら軽いからおにぎりより太らない」といった間違った食品知識は今すぐ捨てて。みな吸収の早い炭水化物のかたまりで、代謝を下げる人工油脂や添加物もたっぷり。

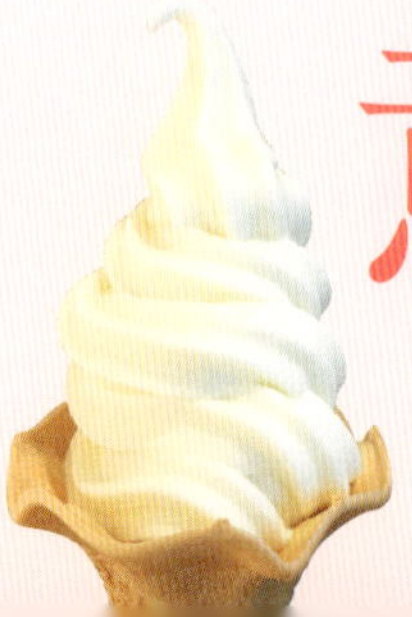

目からウロコ!

スムージーのリスク

多くの人は、テレビや雑誌の特集などで見たり聞いたりした情報を鵜呑みにして、イメージだけでものを選びがち。その中でも内容関係なしに良いイメージを持たれるのがスムージー。実は、飲みやすさを重視すると意外と栄養が偏ることがほとんど。特にお店や市販のものは糖質に傾いていて、リスクのほうが大きいこともよくあります。雰囲気だけで食べ物を選ぶのは控えましょう。

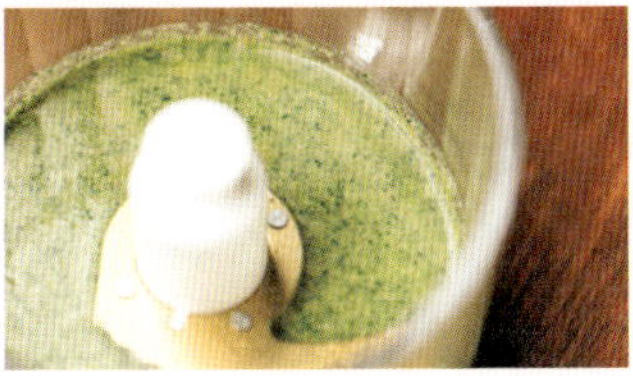

ヘルシー食品に注意

お菓子やカップ麺なら「見るからにカラダに悪そう」ですが、まぎらわしいのが、「ノンカロリー」「レモン10個分の○○」などと書かれている健康食品です。袋を返して原材料名を見てみましょう。主要とされる成分が意外と後ろの方だったり、小麦粉や砂糖が主成分で、香料や旨味成分などの添加物でインパクトのある味付けがされているなど、謳い文句とは一致していないことも多いのです。

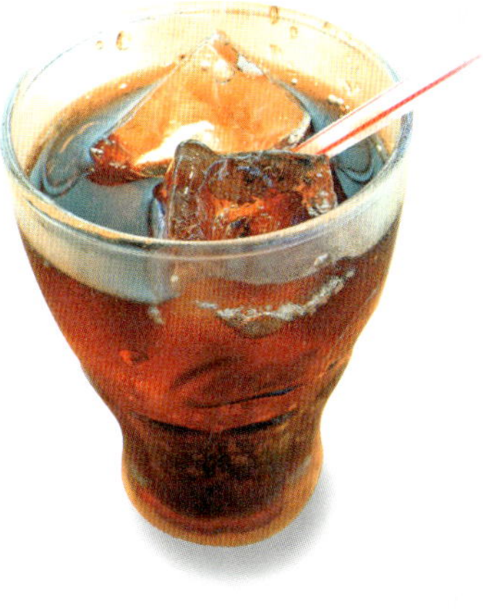

砂糖入り飲料

砂糖たっぷりの清涼飲料水、アイスティー、アイスコーヒーなど。特に多い果糖ブドウ糖液糖は最も太りやすい肥満の元凶。**液体は一番注意が必要**。

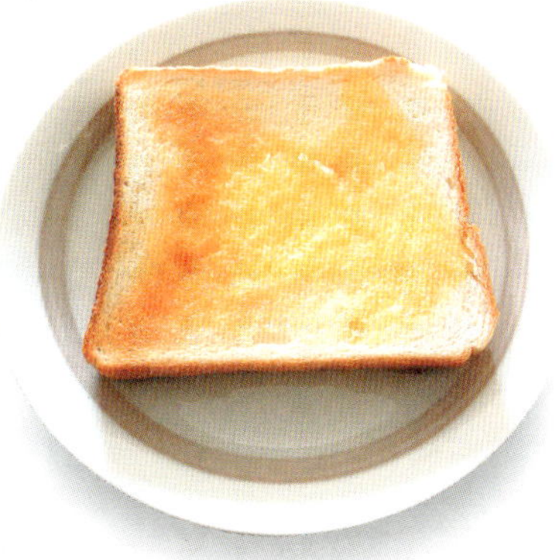

マーガリン

人工的に作り出した化学物質、トランス脂肪酸は多様な病気を招く恐れが。マーガリン入りのパンなども控える。食べたいならバター、理想はバターなしでも食べられる全粒粉パン。

やめたいクセ、太る食べグセ

ダイエットの語源は「生き方」「生活様式」を意味する古代ギリシャ語で「DIATA」（ディアタ）。「運動する」のでもなく、「食事を抜く」わけでもありません。

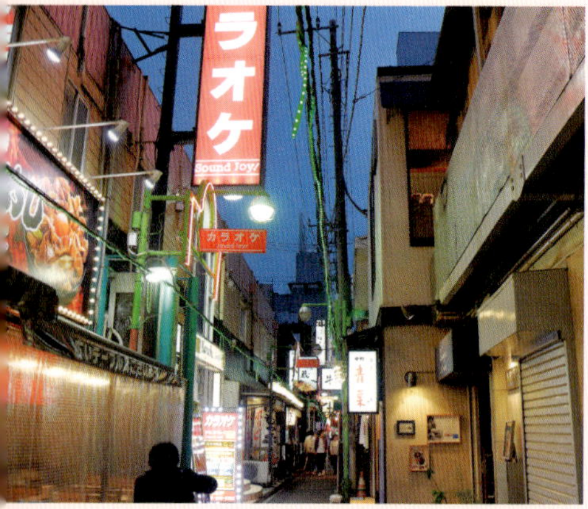

ダイエットに運動を取り入れようという人は、今までの生活に運動をねじこむことが多いようです。でも、考えてみてください。ダイエットが必要なほど太ってしまったのは、運動不足の「せい」だけでしょうか。

食事内容はもちろん、食べ方、性格、人との係わり方、ストレス耐性、人間関係などさまざまな要因がからまって、今のあなたができあがっているわけです。

まず、太る食べ方をしていないか、生活習慣を見直してみましょう。

自分でも知らない間に続けてしまっているのがクセです。「今日はケーキを食べよう」と楽しみにしているのなら、それはかまいません。自覚なしに気づいたら食べているような食習慣は改善していきましょう。

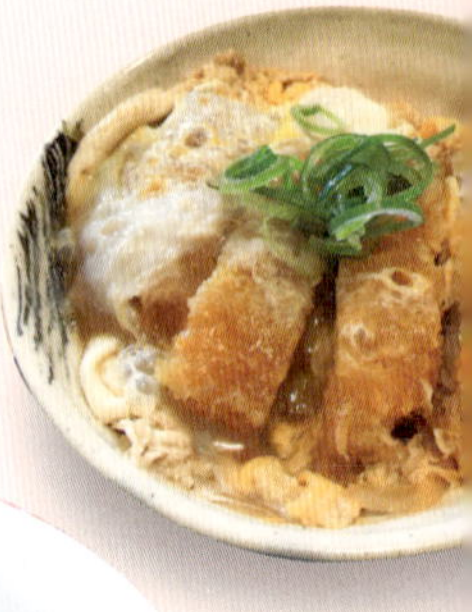

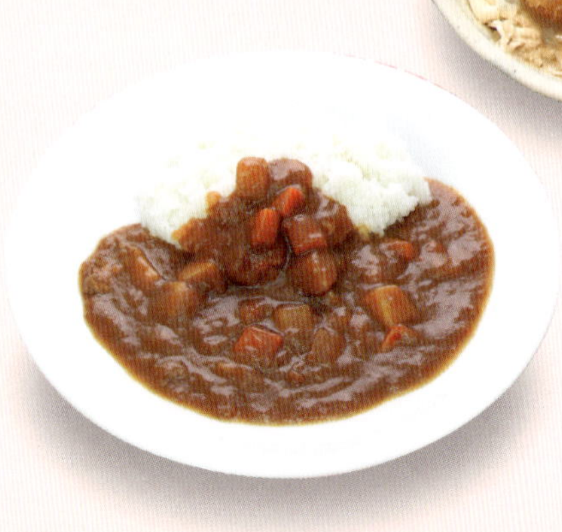

～この食べ方に注意～

早食い

フードファイターで勝つ早食いタレントは、噛まずに水で流し込むように食べています。噛まないと満腹感がなく、水で流し込むと胃が伸びきり、大量に食べ物を入れられるのです。

対策
早食いが習慣、という人はひと口食べたら箸を置くようにします。箸置きを使うのも効果的。ごぼうなど、噛まなければならない食べ物をあえてチョイスしましょう。

大皿から食べる

自炊は太らない、というのはウソ。大皿に盛るとそれぞれが食べた分量がわからなくなってしまいます。食が細い子供に変わってお母さんが食べてしまうのが、主婦の太るパターンの一つ。

対策
一人分ずつ小分けする。

糖質×脂質が好物

飲んだ後はとんこつラーメン。ランチはカツ丼が大好き。メタボ食とわかっていてもやめられないのは、これが糖質と脂質の組み合わせだから。カレーも小麦粉でとろみをつけたタイプなら最強の「糖質＋脂質」になります。数万年ものあいだ飢餓と闘ってきた人間は、「糖質＋脂質」という、悪の誘惑に勝てないのです。

対策
飢餓感に襲われないよう、食事と食事の間を空けすぎない。どうしても時間が取れなければ、ゆで卵や納豆、ナッツなど、低糖質で高たんぱくのものを常備する。

数字に振り回される

「ダイエットが趣味」という人は、体重計に一喜一憂したり、食べ物のカロリーを気にしすぎたりして、かえって「もういいや」とヤケ食いに走る傾向があります。

対策
ストレスもまたダイエットの敵。音楽鑑賞、友達とのお喋りなど、ダイエットのことばかり考えないで済む時間を見つけて。

ながら食べ

テレビを見ながら袋菓子をあけてしまった経験はありませんか。ながら食べは「食べた感」がないため、満腹感も感じられず、片手で食べられるスナック菓子になりがち。

対策
テーブルの上を片付け、ひと口ひと口に感謝しながら食事と向き合う。

夜型生活

カラダには食欲を刺激するグレリンと、別名“やせホルモン”と呼ばれる、食欲を抑制するレプチンが働いており、どちらも睡眠と深いかかわりがあります。寝る時間を逆算し、２時間前から夜食、コンビニ、パソコンなどの刺激をシャットアウトしましょう。レプチンの分泌量が低下すると、イライラ、ストレスの引き金となり、過食を引きおこします。

対策
眠れなくとも時間になったら寝床に。スマホを持ち込むのは厳禁。

脳に刺激を与える運動が効率的

漠然とマシンをこなしているだけでは満足な結果は得られません。正しいフォームを意識する、適切な負荷の設定など筋肉だけでなく脳にも刺激を与えるように意識することでトレーニングの効果は確実にアップします。

ボディーワーカーとして、たびたび受ける質問に「腹筋100回やればお腹はへこみますか?」というものがあります。

ここで断言させていただくと、いくら回数を増やしても一生懸命ねじっても、腹筋運動でお腹の肉は取れません。

体脂肪は、動かしたところがどんどん消えてなくなっていくということは起きないのです。それであれば「いつもエレベーター」の人が階段で上り下りするとか、しっかり背筋を伸ばすなど、生活習慣の見直しや普段からの姿勢を意識し、カラダに刺激を与えるクセをつけることに注力しましょう。

運動の際に気をつけたいことは、筋力トレーニングであれば、10回3セットのような低回数でギリギリになるにはどうしたらいいかを考えながら負荷を決めていき、脳に刺激を与えるようにします。

また、正しいフォームをインストラクターに教えてもらい、鍛えたい部位の筋肉の動きをしっかり意識することで効果が上がります。トレーニングの際は、**漠然とカラダを動かすのではなく、同時に脳も刺激することでダイエット効果が期待**できるのです。

脳を使うことでトレーニング効果アップ！

自分がどこの筋肉を鍛えているかを意識することで脳は刺激を受けます。それにより筋肉と脳の働きもよくなり、運動の効果も上がります。糖質が不足していると、運動の強度を上げられず、運動効率が下がります。

効率のいい運動とは、大きな刺激を与えることで、筋肉を合成し、脂肪の分解を促すホルモンを分泌させることにあります。

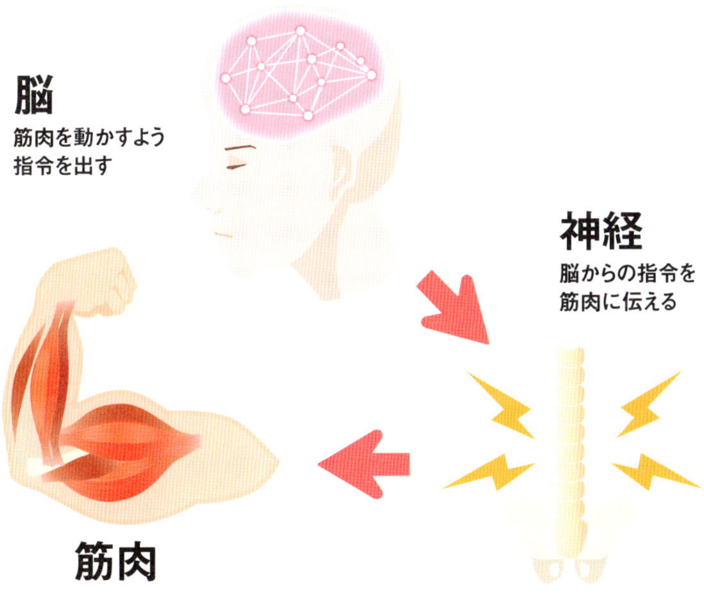

目からウロコ！

「くびれ」づくりに腹筋運動は逆効果!?

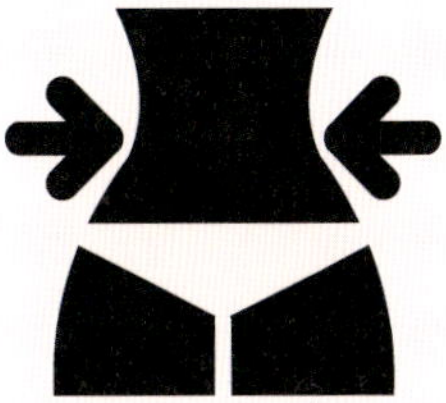

女性に多いのが「くびれ」がほしいからと一生懸命カラダをねじるようなツイストの腹筋運動をする人。ところが、これでは腰回りが多少引き締まることはあっても、くびれができることはありません。むしろやりすぎて筋肉が増えれば、くびれが目立たなくなってしまいます。くびれとはウエストの上下の対比でできるものですから、背中とお尻の筋肉を鍛えて、ウエストとのメリハリをつくることが最重要なのです。

カラダを変えるトレーニングの基本は10回×3セット

筋力トレーニングをする際には、効果の出やすい回数があります。基本は1つの種目について、10回×3セットを週2回程度。大きな筋肉をしっかり鍛えることで、見栄えもよくなるうえ、脂肪を燃やしやすいカラダの土台づくりにつながります。

前項でも例に挙げたようにお腹の肉を取りたいからと腹筋運動をしても、部分的に脂肪が落ちるということはありません。ただ、筋肉自体は骨の上にある土台なので、気になる部位を鍛えることで筋量が増え、その上についた脂肪は落ちなくてもカラダが

自分でカンタンに実践できるスクワット

スクワットは、道具なしに実践できる全身運動。足の幅を変えるだけでも、しゃがむ深さが違うだけでも、効果は変わってきます。ここでは、一般的なスクワットをご紹介します。基本は10回×3セットで、正しいフォームで動作はゆっくりていねいに行ってください。

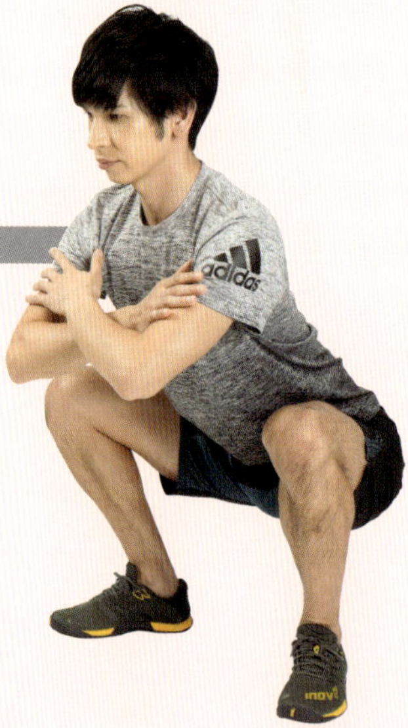

1

足を肩幅程度に開いて、つま先を自然に30度の方向に向ける。両手をクロスさせ前で組み、お尻をゆっくり落としていく。落としたところからスタート。

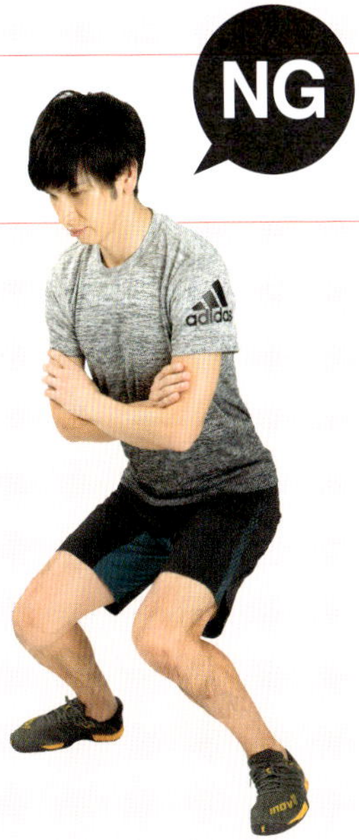

ひざが内側に入ってしまっている。行う際はお尻を落としつつ、ひざも閉じたり開いたりしないように。

2

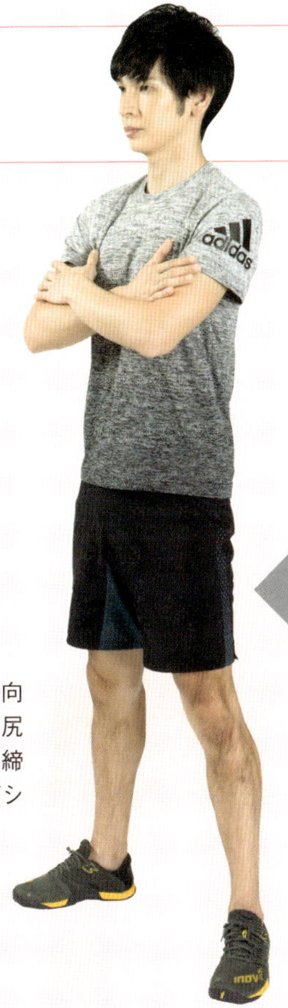

起き上がるときはひざの向きをキープしたまま、お尻を引き込んでいくように締める。つねに正しいポジションに戻す意識をもつ。

引き締まって見えるという効果は期待できます。

　トレーニングの際は、胸、背中、太もも、お尻など、大きな筋肉を鍛えるようにします。運動の強度としては、バーベルやマシンなど、自分が10回程度持ち上げられる重さに設定して10回×3セット行います。その際は**短時間で追い込んでいく**ことが大切。自分が今まで行ったことがないような領域までがんばることで、脳にも大きな刺激となり運動効果も増えるのです。

　次に、設定した回数が楽にこなせるようであれば重さを増やします。そこでもしフォームが崩れるようであれば、一度重さを戻し、10回だったら12回に増やします。トレーニングの頻度としては週に2回程度で十分。初心者の場合、最初は15回程度持ち上げられる重さに設定して、しっかりとフォームづくりをするのもよいでしょう。

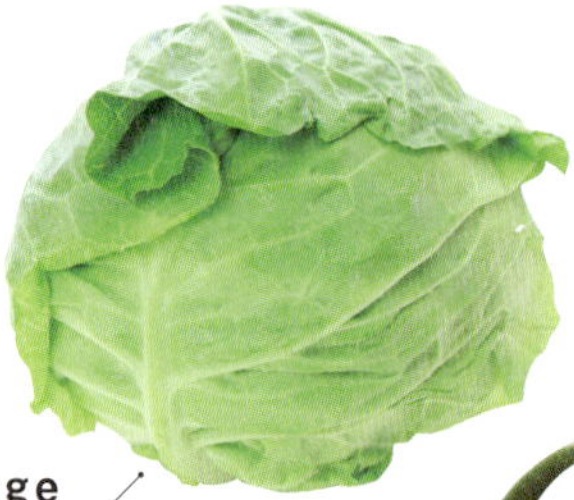

Cabbage

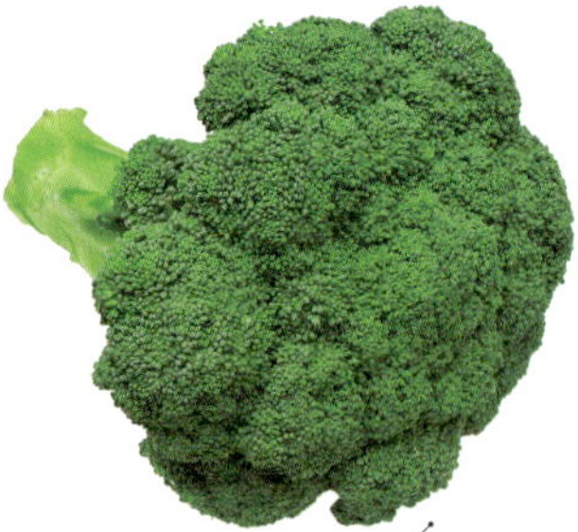

Broccoli

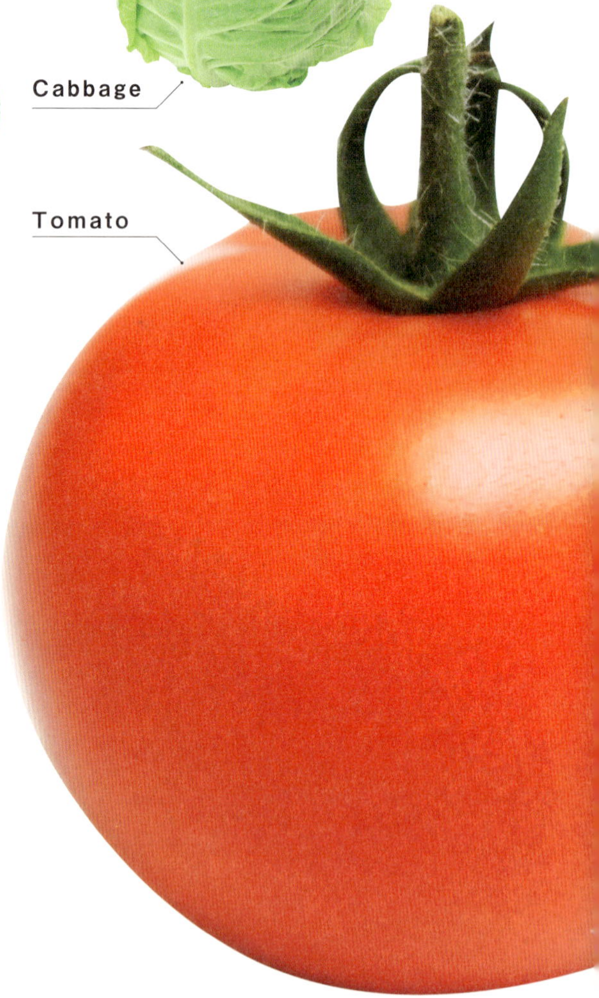

Tomato

謝アップ

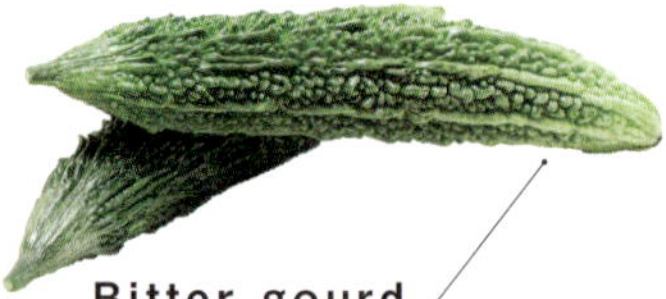

Bitter gourd

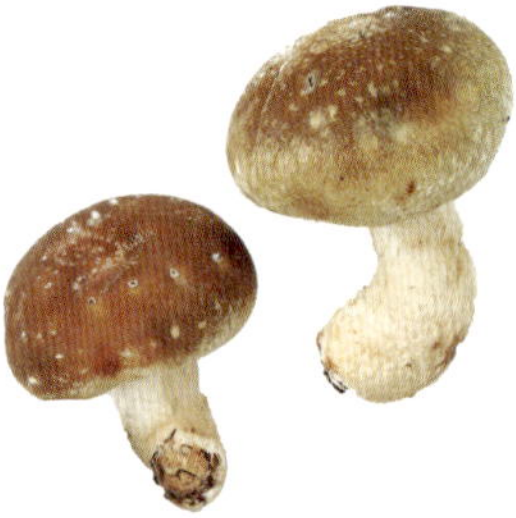

Mushroom

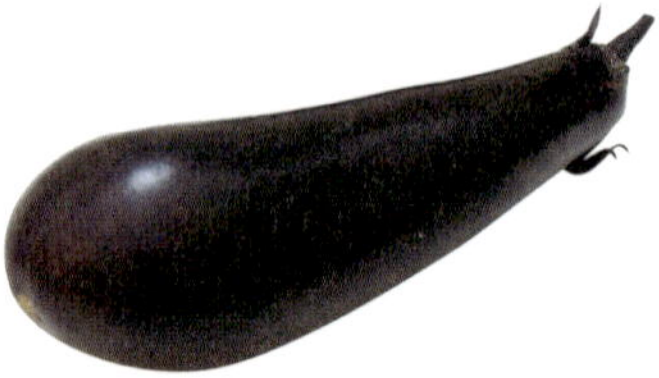

Eggplant

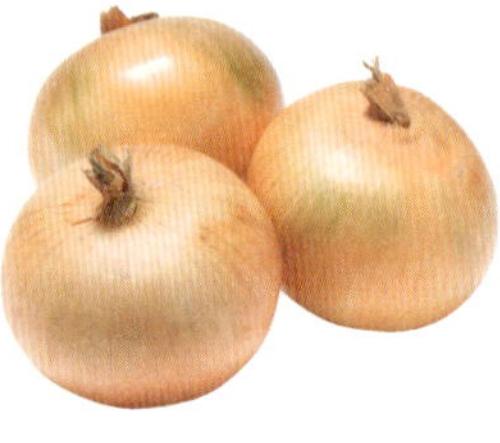

Onion

最強の食事
Part 2

食材編

3大栄養素をムリなく摂って代

その国の民族が長く食べてきた食材は、体質、環境、気候、体型、
そして消化能力にマッチした、大変自然で、優れた食材です。
まして日本食は、世界でも注目されている健康食。
日本人が食べない手はありません。調理が簡単で、
素材のおいしさを生かしたまま食べられるのも、和の伝統的食材のいところです。

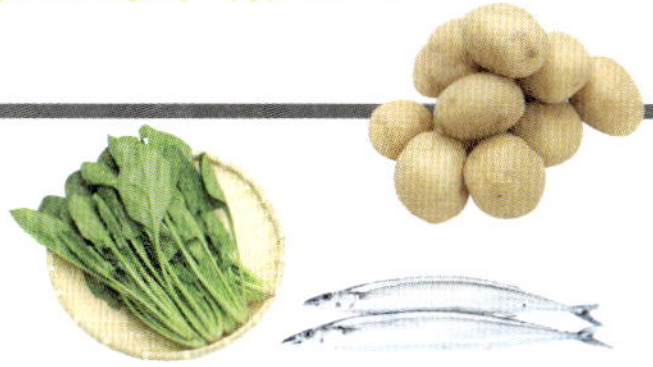

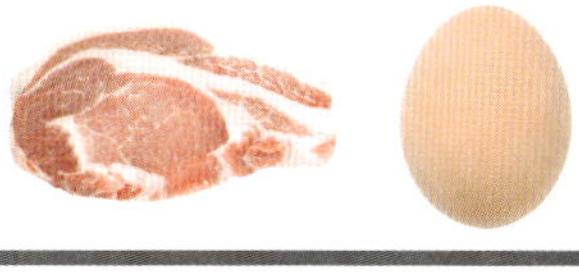

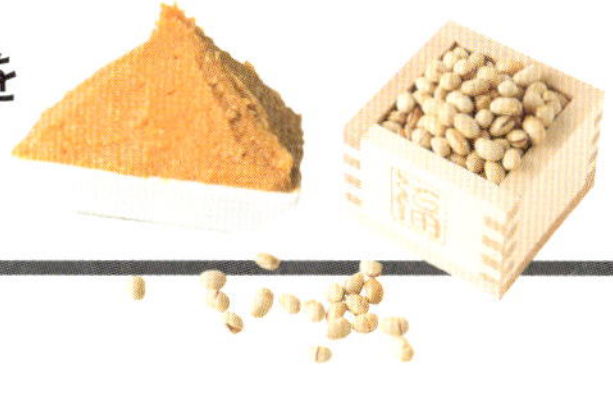

食材を選べば運動効果は最大限に！

どんな複雑な料理も元は一つひとつの食材です。何がどんな栄養素を持っているかがわかるようになると、「空腹をがまんする」だけではない、「今の自分に本当に価値あるものを食べる」ダイエットができるようになります。

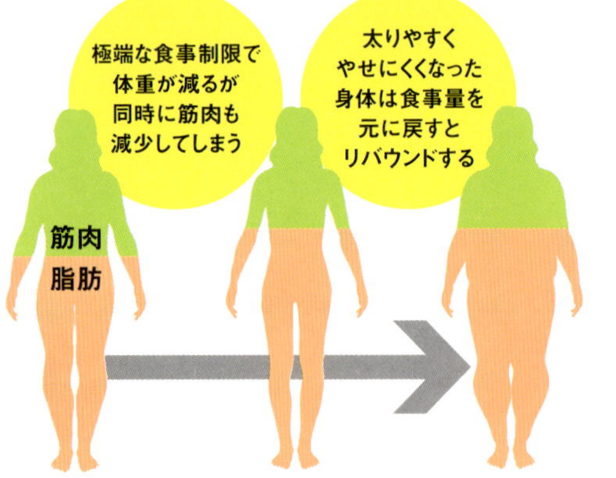

代謝が落ち、わずかな食べ物でも生きられる「節約型」に改造されてしまうと、極めて太りやすい体質に。

ひと口ひと口が自分を変える

代謝を上げ、脂肪を燃やして必要な栄養素を取り込んでいくカラダになるには、まったくそうではなかった人が取り組んだ場合は、体の細胞が入れ替わるのにほぼ3ケ月。この期間が待ちきれず、ひと月や極端な場合は1週間で何キロもやせようとしてリバウンドに陥って終わりというケースに今までたくさん立ち会ってきました。

そこで、おすすめしたいのが、自分の体重ばかりに目を向けるのではなく、「食そのものに目を向ける」ことです。「パンとサラダを買う」のではなく、「小麦粉とショートニングを練り込んだパンと、にんじんとゴボウをマヨネーズであえたサラダを買った」と意識するのです。

加工品や冷凍食品なら、裏返してどんな添加物が使われているかも確認しましょう。どんな添加物がいいか悪いかといった論は他にゆずります。それまで無頓着だった食材に目を向けられるようになると、**一食一食を大切に**できるようになり、3ケ月が終わった後も、リバウンドややけ食いがなくなります。

内臓の機能を高めることが大切

かつては基礎代謝の約40%が筋肉で消費されるとされ、「代謝を上げるには筋肉をつけるのが一番」とされてきましたが、今は筋肉が代謝するのは18%に過ぎず、多くが**内臓で消費**されることがわかっています（図）。何よりも大切なのは「内臓機能を高める」ことであり、ダイエットならなお、基礎代謝の3割を占める肝臓を活性化させることが鍵になります。

肝臓に負担をかけないようお酒・煙草を控え、夜型の生活習慣などを改めていくことが重要になっていきます。

ムリをしてひと月で10kg減量しても、すぐ戻ってしまうなら、ダイエットとは呼べません。「元に戻った」だけでなく、それだけの体重の増減は内臓に負担をかけ、前よりやせにくい体にしてしまっているはずです。病気のリスクも高くなっているはずです。

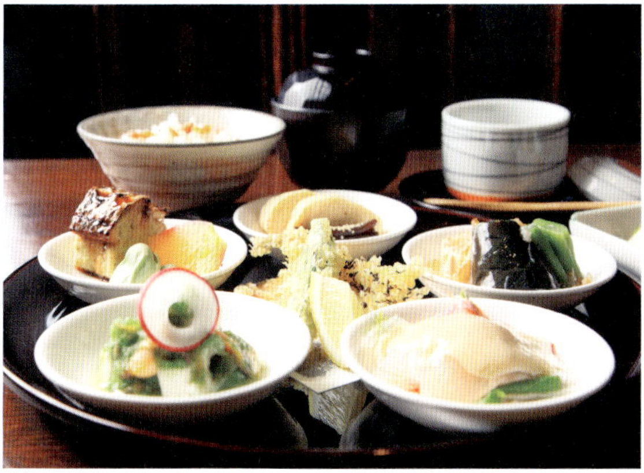

［臓器が担う、基礎代謝の内訳］

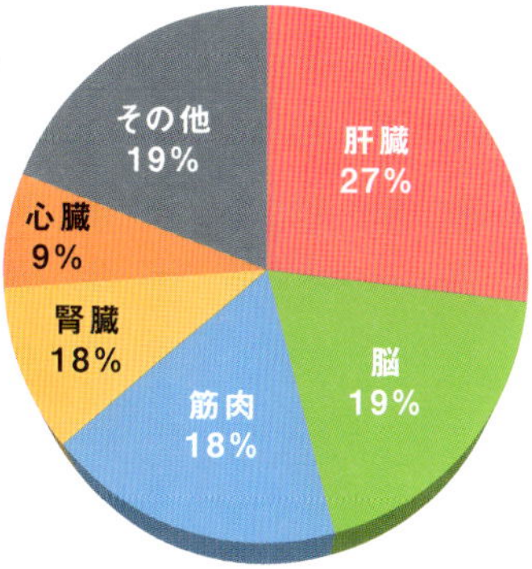

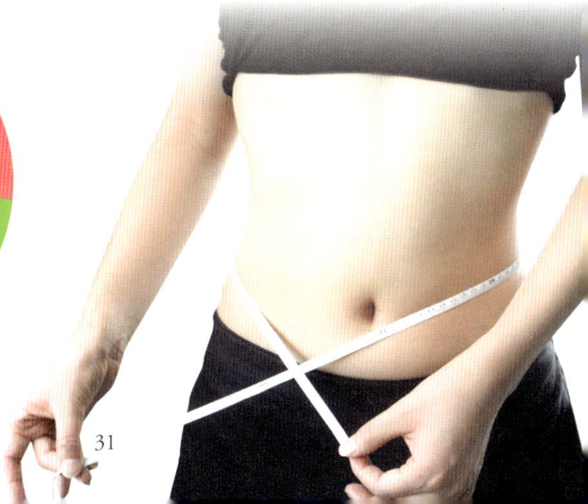

＼代謝を上げる／

“マゴワヤサシイ”

米を主食に、野菜・芋・魚介・海草類などを主菜・副菜にし、
さらにみそ汁を加えた一汁三菜が日本人の伝統的スタイルです。
さまざまな食材からカラダに必要な栄養素を摂ることができ、
内臓に負担をかけることなく消化吸収ができるため、基礎代謝を上げて、
太りにくくやせやすいカラダを作るための強い味方となります。

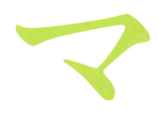

マ

［豆類］

みそ汁は最強のやせ体質レシピ

脂肪を燃やすためには欠かせないたんぱく質の中で、豆類は唯一の植物性たんぱく源。特に「畑の肉」といわれる**大豆はたんぱく質とミネラルが豊富**です。大豆を発酵させて作るみそ、そのみそから作るみそ汁は、それ１品で必要な栄養素を取り込める最強レシピでもあります。豆腐なら３分の１丁、納豆なら１パックを毎日食べ、みそ汁も１日１食は取り入れていきましょう。

［含まれる食品］

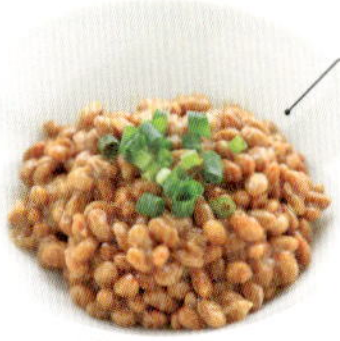
納豆

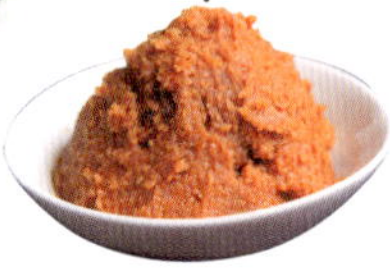
みそ

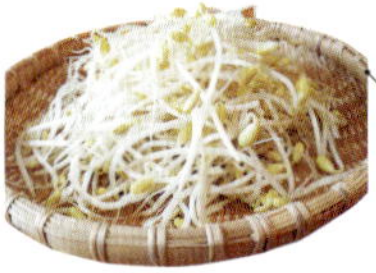
豆もやし

［レシピ例］

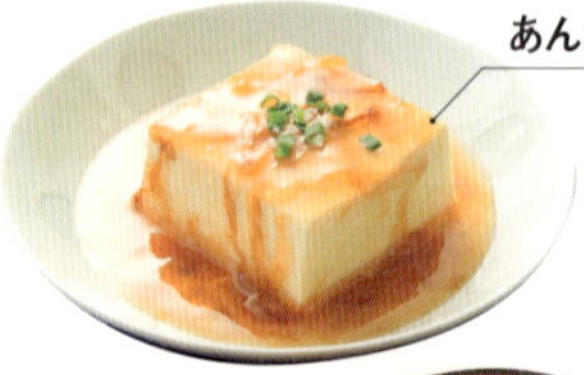
あんかけ豆腐

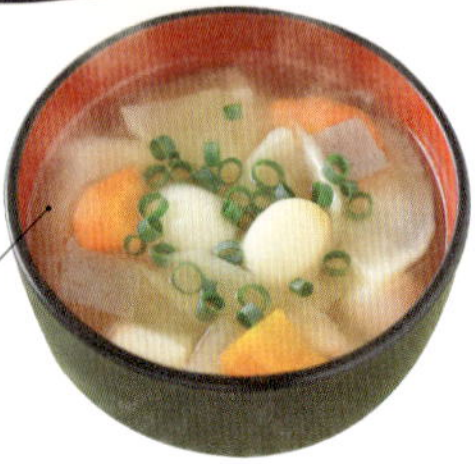
けんちん汁

ゴ

[ゴマなどの種子類]

ミネラルとビタミン 豊富な天然のサプリ

主菜・副菜のスパイスに、ふりかけに、おやつがわりに持ち歩いたりと、変幻自在の優秀食材です。塩分を含んだものは要注意。上手に調味や加工すれば、運動中の栄養補給源としても安心です。

[含まれる食品]

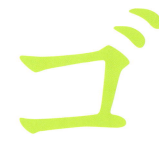

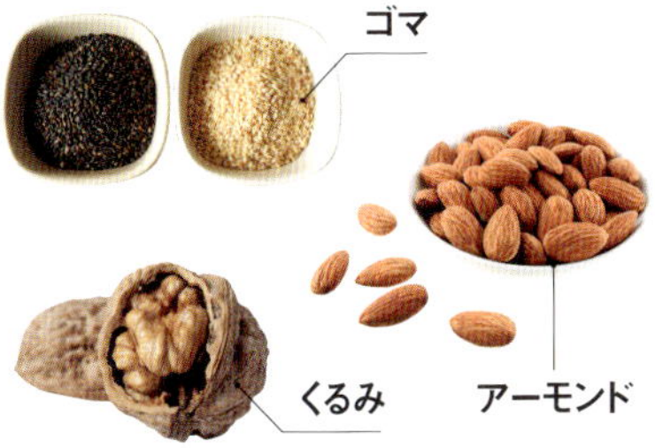
ゴマ
くるみ
アーモンド

[レシピ例]

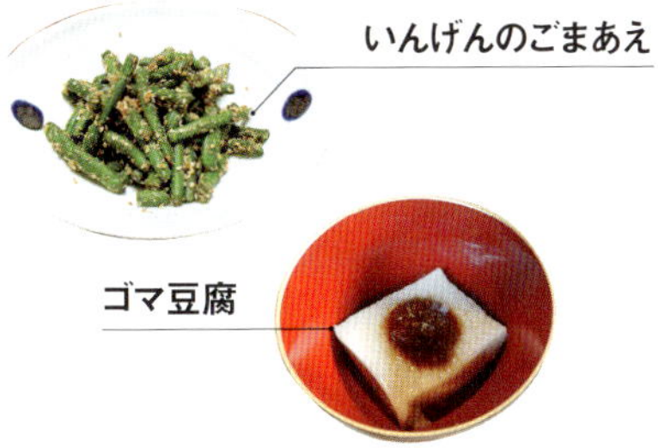
いんげんのごまあえ
ゴマ豆腐

ワ

[わかめなどの海草類]

日本人は1万年以上前から食べてきた

海に囲まれた日本では、海藻類を縄文時代から食べてきたとされます。海草を消化し、ミネラルを取り込む能力が備わっているので、**不足しがちなミネラル分や水溶性食物繊維を補い、代謝を上げていく**サポートをしてくれます。昆布はだし汁として使えるので、あらゆるレシピに応用できるでしょう。ミネストローネのような洋風スープにも合います。

[含まれる食品]

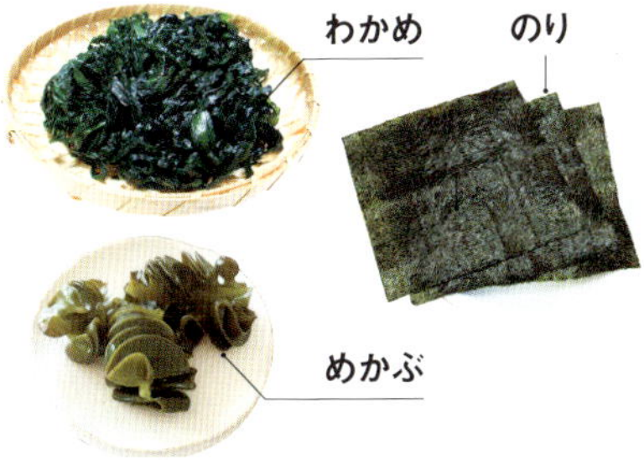
わかめ
のり
めかぶ

[レシピ例]

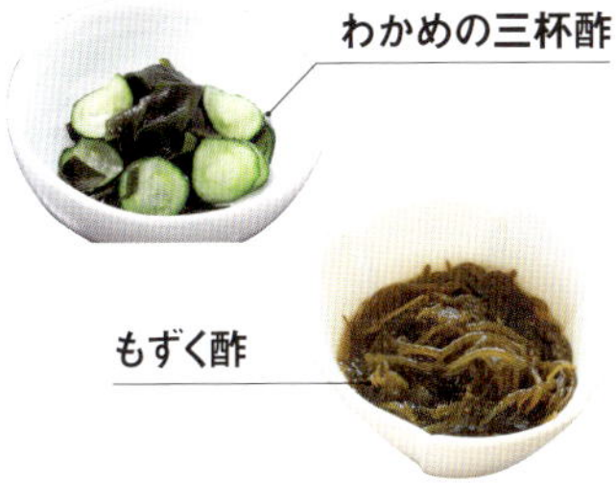
わかめの三杯酢
もずく酢

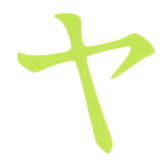

ヤ

[野菜類]

緑黄色野菜は意識して摂りたい

ステーキに必ず野菜がついていることからわかるとおり、たんぱく質豊富な食材を飽きずに食べおえるには、野菜の味が欠かせません。懐石料理でも、野菜のつけあわせで「口を洗って」などと言い、苦味や酸味で主役を引き立てる役割を果たします。

野菜には緑黄色野菜と淡色野菜があります。ダイエット中は、栄養素の少ないレタスや白菜などの淡色野菜よりも、栄養価が高く代謝も上げてくれるゴーヤやブロッコリー、ニンジンなどの緑黄色野菜を積極的に摂るようにしましょう。ほか、ぬか漬のような発酵食も、腸内環境を整えるのに活躍します。

[緑黄色野菜]

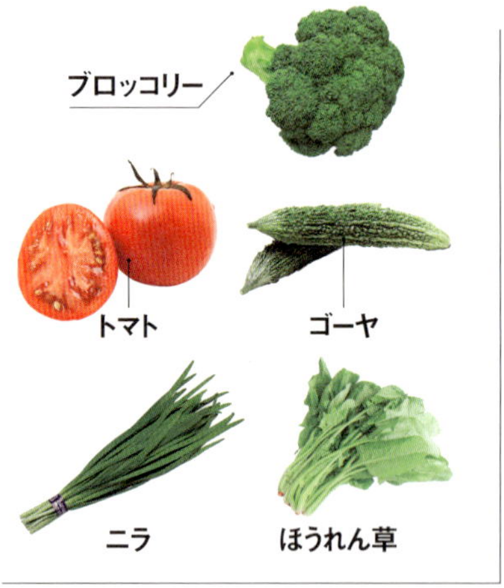
ブロッコリー
トマト
ゴーヤ
ニラ
ほうれん草

[淡色野菜]

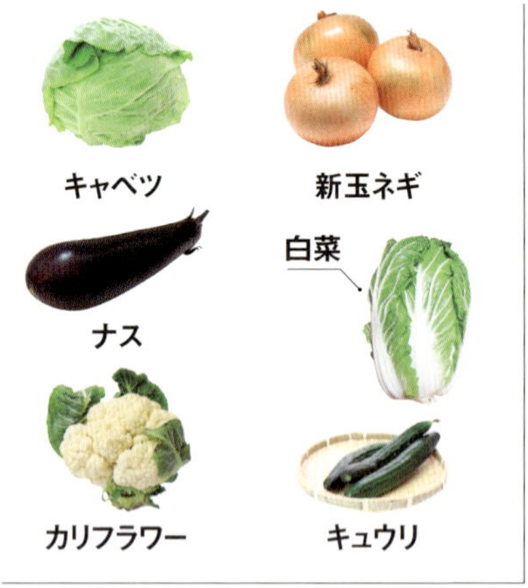
キャベツ
新玉ネギ
ナス
白菜
カリフラワー
キュウリ

[レシピ例]

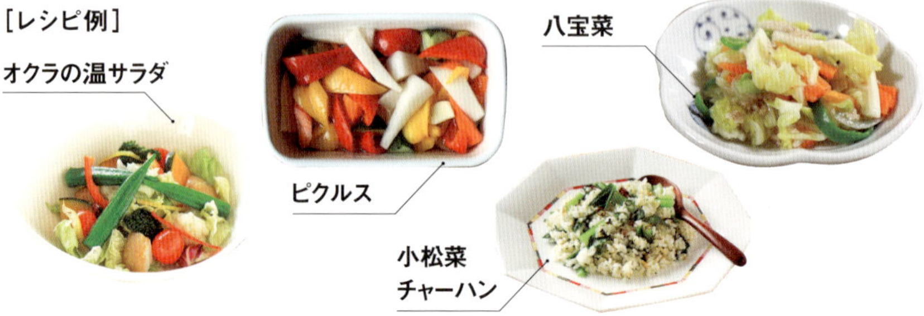
オクラの温サラダ
ピクルス
八宝菜
小松菜
チャーハン

サ

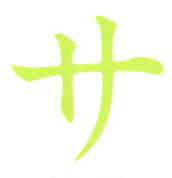

［魚類］

魚の脂は代謝を助けてくれるオメガ3系

良質のたんぱく質はもちろん、**ビタミンB群や必須脂肪酸**も含み、旬も味わえて食の楽しみが広がります。例えば春が旬の魚は、冬の時期に不足していたビタミンやミネラルを補ってもくれるのです。さらに、イワシやサバなど青魚は、代謝を助けてくれるDHA・EPAなどを豊富に含みます。動物性たんぱく質は、３大栄養素の一つ、脂質が自然に摂れるのがよいところです。

ただ、脂質は糖質と結びつきやすいので気をつけて。油で揚げるあじフライなどは魚のよさをわざわざ消してしまうのでNG。干物のような加工も、油が酸化している場合があります。刺身、塩焼き、しょうゆ味の煮付けなどがおすすめ。

［旬を食べよう］

春

カツオ

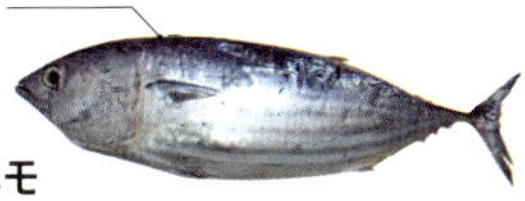

トビウオ、ハモ

夏

アジ

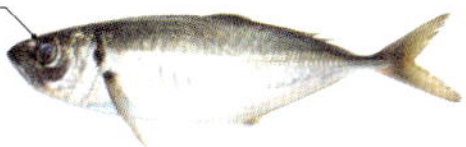

アカハタ、キス、アコウダイ、アユ

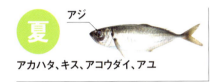

秋

サンマ

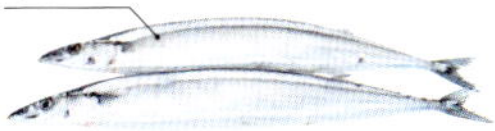

アナゴ、
カキ、
カジキマグロ、
カツオ、サヨリ

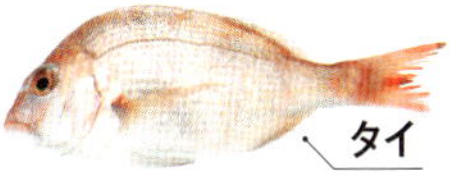

タイ

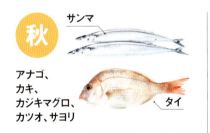

冬

サケ

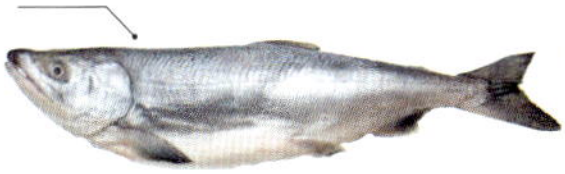

カワハギ、
シマアジ、ヒラメ、
ホンマグロ、
カンパチ

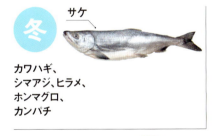

［レシピ例］

金目ダイの煮付け

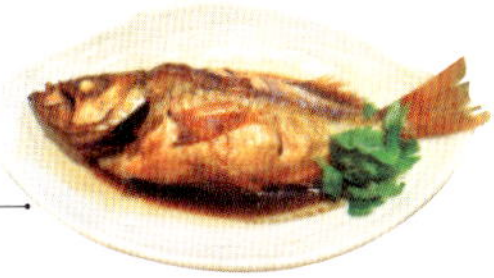

アユの塩焼き

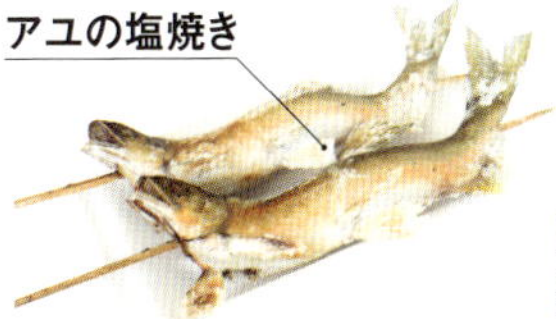

ニシンの甘露煮

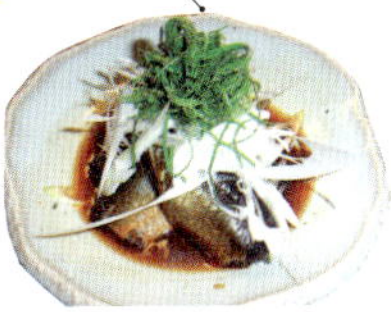

しらすおろし

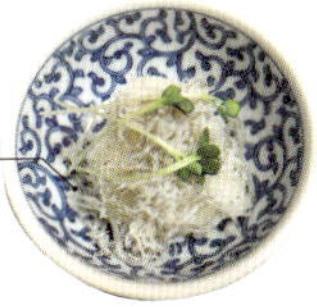

シ

[シイタケなどきのこ類]

低カロリーで
水溶性食物繊維に富む

水に溶ける性質がある「水溶性食物繊維」を多く含んだナメコ、日光にさらされてビタミンDたっぷりの干シイタケなど、「きのこ」とひと口に言っても種類により効能はさまざま。しかし、どれを食べても、**低カロリーで食物繊維豊富**なことに変わりはありません。価格も安定しており、1年中買うことができ、ダイエット中は顆粒だしなど使いたくないところへ、昆布とともに自然な旨みを醸してくれるありがたい食材です。

それ自体は味がないため、調理法によっては化ける食材です。パスタやアヒージョなど、オリーブ油を使った調理法は避けましょう。きのこのふっくら感を楽しみたいなら、塩焼きはいかが。

[だしと香りのきのこ]

マイタケ

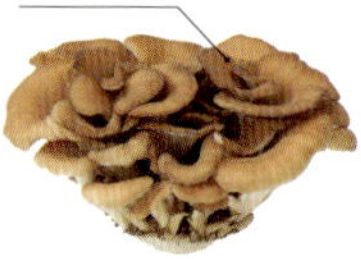

シイタケ

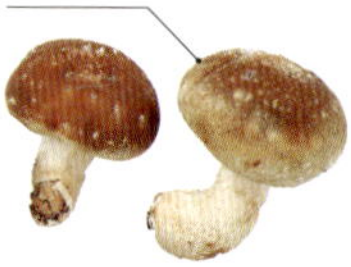

シメジ、ホンシメジ

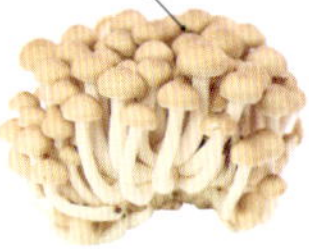

マツタケ

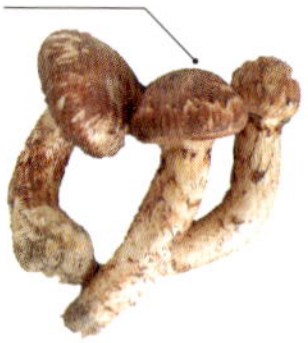

[レシピ例]

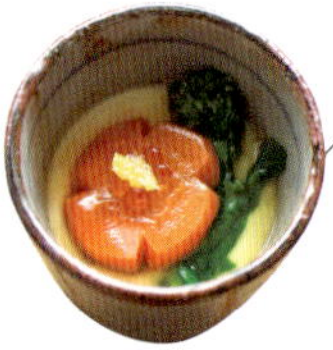

茶碗蒸し

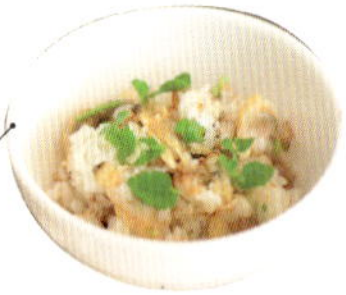

炊き込みごはん

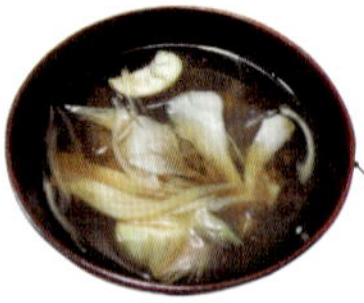

きのこ汁

目からウロコ!

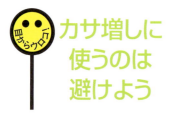

カサ増しに使うのは避けよう

ノンカロリー・低カロリー食品はダイエットの王道ですが、カロリーが低ければ太らない、というのは数字上のこと。きのこで食事をカサマシして主食を抜くと、いっとき体重は落ちますが、体脂肪は減らず、飢餓感からリバウンドが起こりやすくなります。ごはんはしっかり食べ、きのこはおかずとして取り入れます。

イ

[イモ類]

白米と同じ炭水化物だけれど栄養価は白米より良

芋類は数ある炭水化物食品の中でも食物繊維が多く、精製されてほとんどが糖質になっている**白米よりも栄養学的には優秀**です。また、米よりも少ない量で満足でき、主食にもなります。あるいは芋をおかずにいれて、そのぶんごはんの量をコントロールして糖質の摂り過ぎを抑えることもできます。

つぶしたり、裏ごししたりすれば、大容量を摂ることができますが、山芋でとろろごはんなどは常食すると咀嚼が減り、流し込みやすいので注意。欧米化により、日本人の食物繊維摂取量は減りつつあり、厚生労働省では、およそ1000kcalに対して10gの食物繊維を毎日摂ることをすすめています。

[栄養価に注目]

ジャガイモ

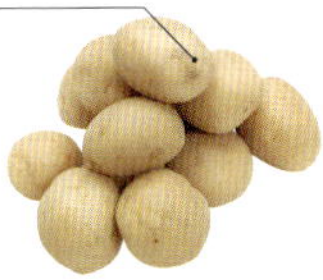

サトイモ

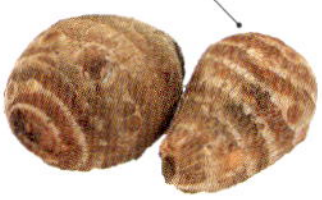

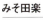

カボチャ

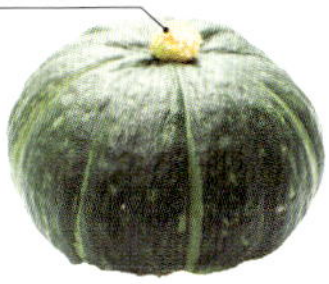

サツマイモ

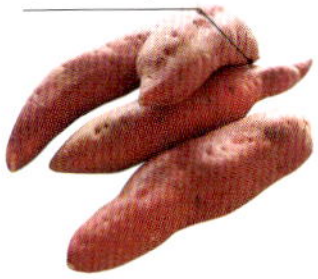

コンニャク

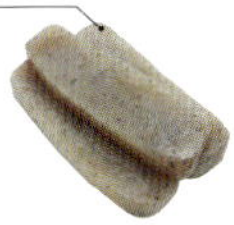

ナガイモ

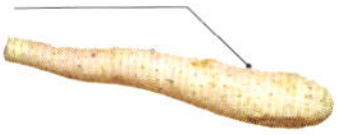

[レシピ例]

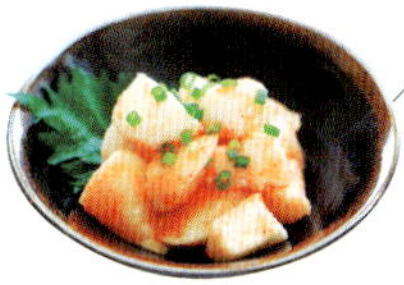

山芋の明太子あえ

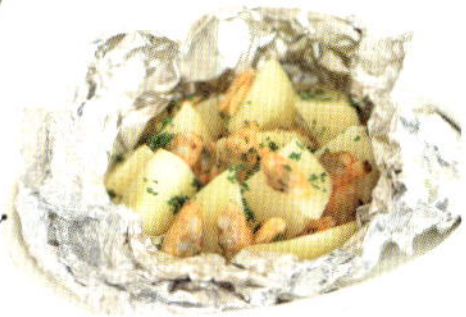

アサリとジャガイモのホイル焼き

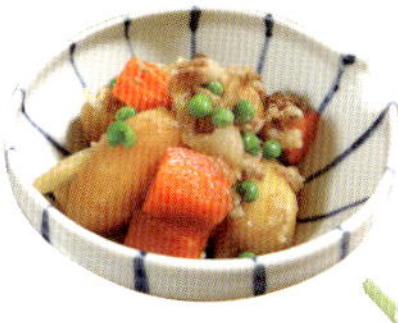

肉じゃが

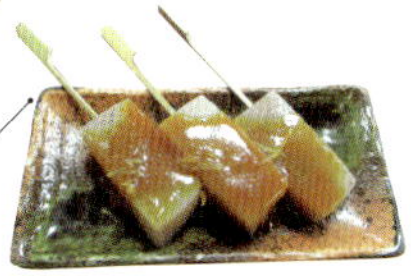

みそ田楽

100g中の食物繊維が多い芋類

食品名	g	食品名	g
マッシュポテト(乾)	2.5	じゃがいも	0.5
さつまいも	1.1	ながいも	0.2
さといも	0.9	こんにゃく	0.1
やまいも	0.7		

＼プラスαで最強／

欧米の食材のいいとこ取り!

消化吸収力抜群の“マゴワヤサシイ”に、肉や卵といった、昔の日本人が食べられなかったたんぱく源を取り入れれば、代謝アップのカラダづくりに向かうところ敵なしです。贅沢で、ヘルシーな食事を目指していきましょう。

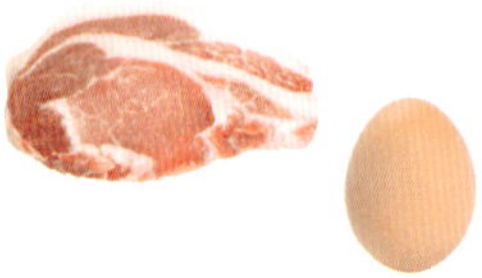

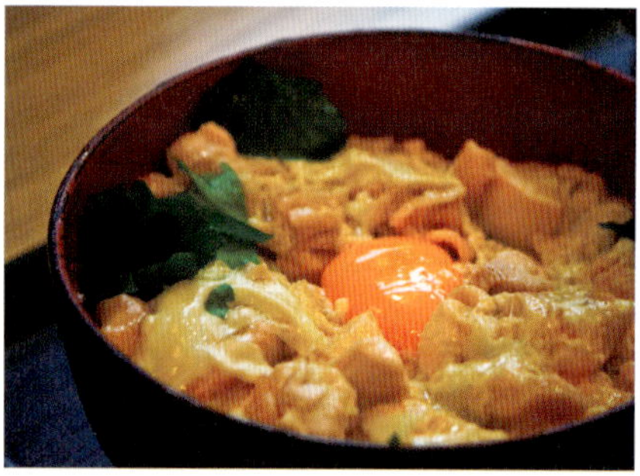

卵 [Egg]

1日にいくつ食べてもいいスーパーフード

筋肉、血液、皮膚などカラダを構成するたんぱく質を摂るに当たり、最もパフォーマンスがいいのが卵です。必須アミノ酸がバランスよく含まれ、ミネラルもビタミンも豊富で、しかも調理が簡単。ゆでるだけでおやつ代わりになり、煮てよし焼いてよしの、誠に使い勝手のいい**ダイエットの味方**です。黄身の脂肪を心配する向きもありますが、あまりにも微細なので気にしなくてかまいません。

目からウロコ!

コレステロールは消防車

卵はコレステロールの塊だから1日1コまで、などと昔は言われていましたが、動脈硬化を引き起こすのは、実はコレステロールではなく酸化ストレス。コレステロールは動脈硬化を引き起こしかけた血管を修復すべく、火事の現場に消防車が駆けつけているような状態なのです。火事が起こっているのに消防車を差し止めたらどうなるのでしょう？　糖質の摂り過ぎによる酸化ストレスがなければ消防車も出動しません。そして、糖質のなかでも酸化ストレスの犯人となるのが、白砂糖に代表される精製糖です。

肉 [Meat]

ダイエットの敵というイメージがありますが、部位を選べば強い味方に。ヒレ肉やもも肉などの赤身部分を選び、できれば脂身はカットするか、ないものを選びます。味付けを濃くせず、野菜や豆類など植物繊維の多い食材と一緒に摂ります。

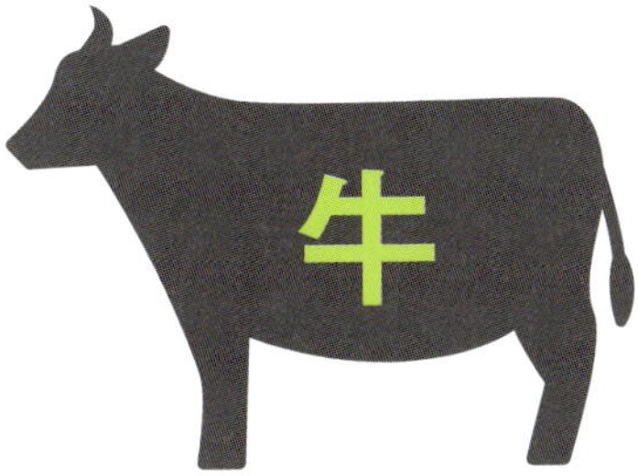

脂質の少ない部位を選び栄養価を高める

サーロインは脂質が多く、ヒレは赤身で脂質少なめ。和牛ならどちらでも脂質が多くなります。太りにくい人の増量期ならサーロイン＋ライスがよく、体脂肪がつきやすくて筋肉増量したいときならばヒレ肉＋ライスという献立で攻めます。**日本人が陥りがちな栄養不足を一気に解消**してくれます。

アスリートに欠かせないビタミンB1が豊富

豚肉はアスリートに消耗が激しいといわれる**ビタミンB1を豊富**に含みます。筋肉に蓄えられたグリコーゲンが運動時にエネルギーに変換されるとき、その触媒となるからです。不足するとグリコーゲンの不完全燃焼による乳酸の発生、筋肉の疲労を招きます。また、脳など神経細胞はブドウ糖をエネルギー源にするため、多くのビタミンB1が糖代謝に使われます。

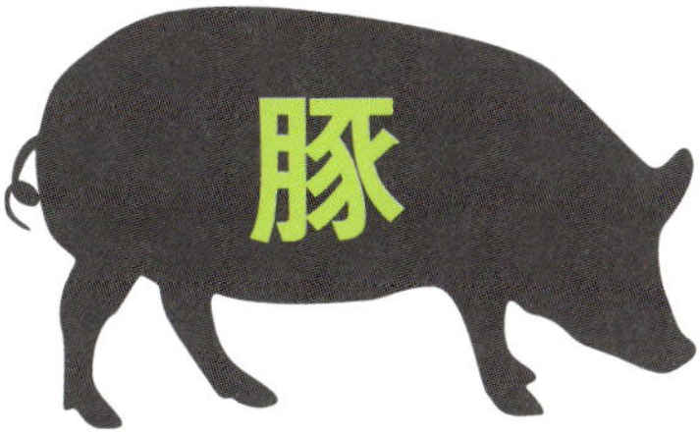

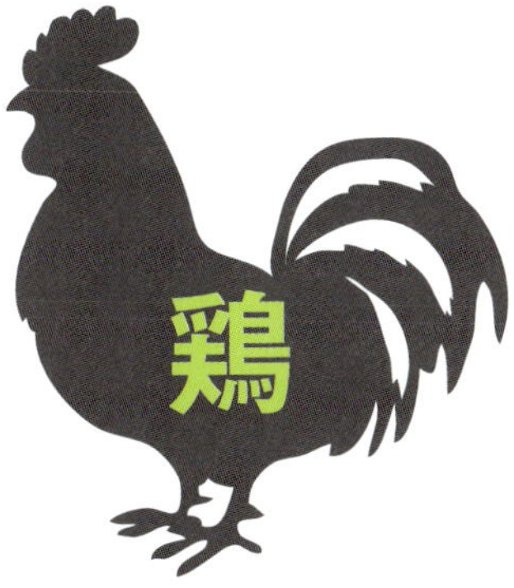

ヘルシーな味わいにたんぱく質が富む

ビタミンB2が豊富なもも肉、肉類の中でもトップを誇る高たんぱく・低脂肪のささみ、皮膚の潤いを保つコラーゲンや粘膜を丈夫にするビタミンAの宝庫である手羽先と、**どの部位も栄養価に優れます。**脂肪が少ない分、冷めてもおいしいのでお弁当の食材にも定番。

＼ シンプルに、添加物のないものを ／

調味料を味方にする

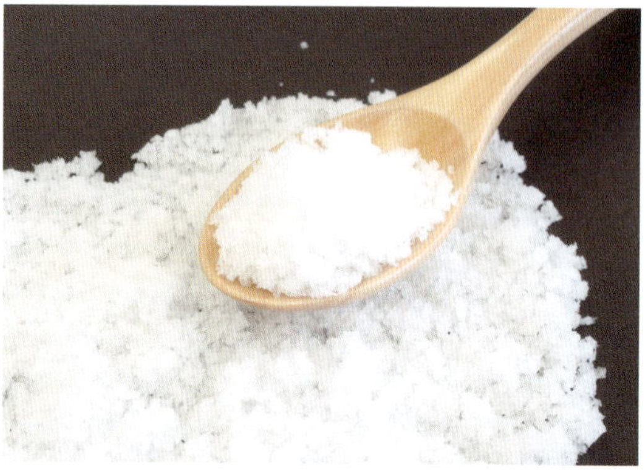

本書に紹介するレシピに砂糖は登場しません。
みりん、塩、しょうゆ、こしょう、みそ、酢という、
極めてシンプルな調味料構成です。和食の甘辛い味も、
みりんとしょうゆがあれば十分。逆に、砂糖で甘じょっぱい味にして、
ごはんをおかわりしたくなるような味つけにすると、せっかくの和食も肥満食に。

品名	こいくちしょうゆ
原材料名	大豆（遺伝子組み換えでない） 小麦、食塩、砂糖、アルコール
内容量	1リットル
賞味期限	下部に記載
保存方法	直射日光を避け、常温で保存 してください
開栓後の 取り扱い	冷蔵庫保存
製造	日本文文食品株式会社

POINT
1

裏の添加物表示をよく見る

しょうゆなら大豆と小麦、米みそなら大豆と米といったように、添加物が限りなく少ないもの。添加物表示をチェックするのはすべての食品において大切です。よくわからなかったら、高い物を選ぶのもひとつの手。安価な調味料ほど添加物が使われています。

POINT 2

加工「調味料」は使わない

めんつゆや焼き肉のたれなど、かけるだけでソレなりの味になる「調味料」は便利ですが、果糖類が多く使われています。「○○産こんぶ使用」など、天然をうたっていても、中身のほとんどが化学物質ということも。甘みはお米のほのかな香りも楽しめるみりんで。

POINT 3

ミネラルは海塩で摂る

代謝アップに特に効くのがマグネシウム。糖代謝が安定し、インスリンの感受性が改善されるので、食欲も乱れなくなります。調理に使う塩を海塩に変えれば毎日、自然に摂ることができるでしょう。

外食が多い人は持ち歩いて、調味料を抜くかわりにサッとかけて調味してはいかが。経皮吸収もできるので、お風呂に入れるのもおすすめです。

POINT 4

素材を引き立たせる使い方

ゆでたてのサトイモにひと垂らしのしょうゆが利くように、調味料はあくまで素材を引き立たせるもの。定食屋さんの豚のしょうが焼きの味付けは、強烈な調味料によって、豚の肉本来の味が消えてしまっています。毎日食べるごはんは、調味料が「陰の脇役」になっている味付けが一番。

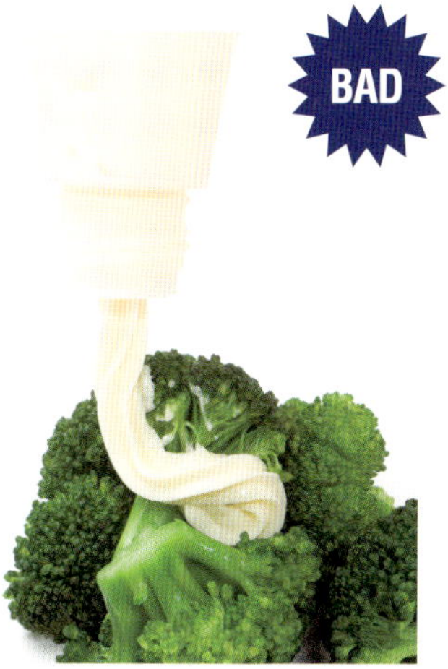

Method 1

必要な栄養素を確実に吸収

ジャンクフードを食べていると、栄養のあるものを摂ったとしても排出されてしまい、糖質だけがしっかり吸収されてしまいます。必要な栄養素が確実に吸収されるためには、ジャンクフードを排除し、腸内を善玉菌優位の状態にしておくこと。水溶性食物繊維の海藻類、芋などや、みそやヨーグルト、麹、納豆、チーズ、キムチといった発酵食品で腸内環境を整えるとよいでしょう。

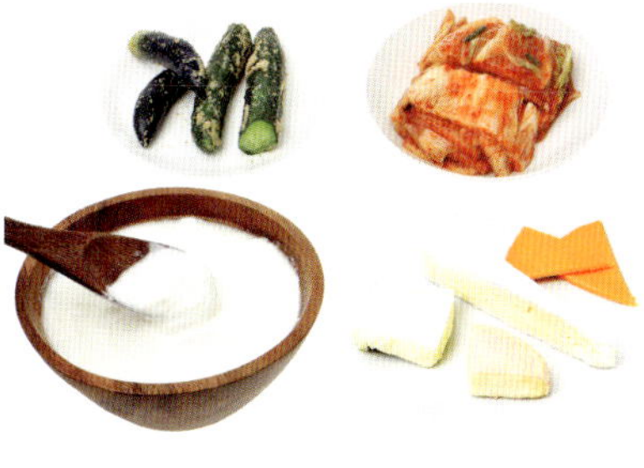

最強の食事
Part3

実践

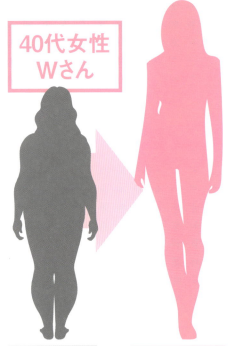

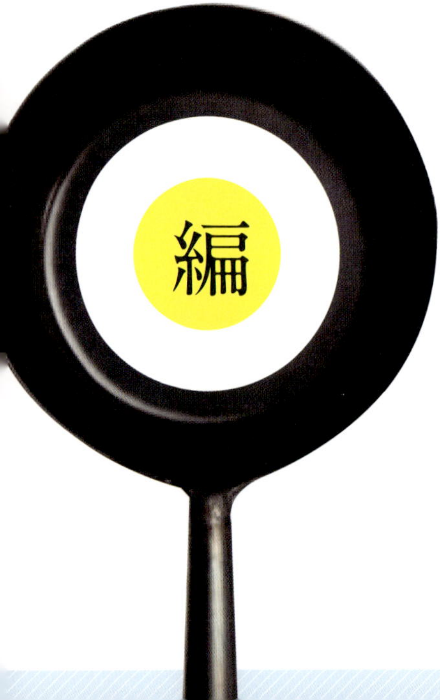

40代女性
Wさん

現在のスペック

身長：157㎝
体重：59kg
BMI：23
体脂肪率：28%

目標のスペック

身長：157㎝
体重：50kgを切りたい
BMI：20
体脂肪率：20%

プロフィール：若いころからいろいろなダイエットを繰り返して40kg台をキープ。
出産後体重が50kgを越え、体脂肪も上昇中。

※女性は無月経などのリスクを避けるため体重の減り幅を少なくする。物足りなく見えるかもしれないが、Part1で紹介したような運動を適切に行えば、ラインは見るからに引きしまる。

91日カラダ改造計画
～日本人に多い「ややぽちゃ体型」が挑戦～

身長170㎝で体重72kg、会社勤めの男性Mさん、
身長157㎝、体重59kgで40kg台が目標の女性Wさん。
何をやってもぽっちゃり体型が変わらない2人をモデルケースに、
運動と食事で変わる方法を紙上指導。

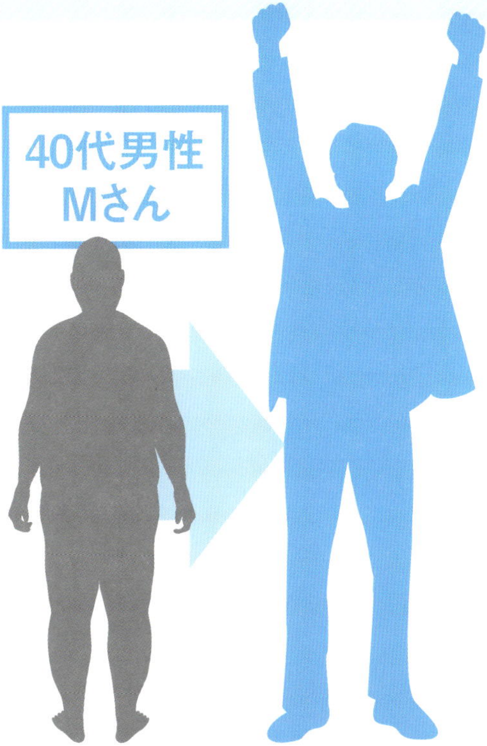

現在のスペック

身長：170㎝
体重：68～72kg
BMI：25
体脂肪率：18%

目標のスペック

身長：170㎝
体重：62kg
BMI：21.5
体脂肪率：13%

プロフィール：通勤1時間、週1で会社近くのジムに通う。
朝食なし、昼社食、夜は居酒屋でストレス解消。1日10本のスモーカー。

BMIで肥満度を知ろう

ダイエットを始めるときの指標となるのがBMI（Body Mass Index）です。これは自分の体重と身長を当てはめて割り出す体格指数のことで、1994年、肥満判定の国際標準としてWHOによって定められました。BMIが18・5～25の「通常体重」の中でボディメイクをするのが理想とされ、実は世界に冠たる「やせ民族」である日本人は、「太っている」と悩んでいても、ほぼこの中に入ります。

▼BMI22が標準。体脂肪は平均を計る

左の計算式にあてはめてBMIを出してみましょう。左表の「通常体重」の範囲ならば、肥満と関連の深い糖尿病や高脂血症にもなりにくいとされています。

もちろん「通常体重なのにぽっちゃり見える」「腹だけは出ている」という人もいるはず。**脂肪は筋肉より軽く、体積をとる**ため、体重計だけでは「見た目太り」を反映できません。デジタルの体脂肪測定器に朝・晩、食後と乗ってみて、だいたいの自分の平均を把握しておきましょう。

体重そのものは、食事を抜けば簡単に減ります。まず水分が抜けるからです（下表）。体重と体脂肪の両方を管理して、減量していきましょう。

［25歳の男性を例にした人体の構成成分（%）］

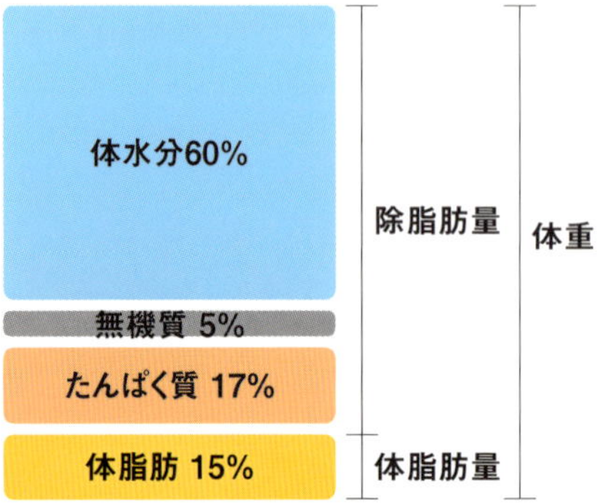

BMI計算式

$$\text{BMI}=\frac{\text{体重(kg)}}{\text{身長(m)}\times\text{身長(m)}}$$

※170㎝なら1.7(m)

肥満の判定基準

	BMI
停滞中(やせ)	18.5未満
通常体重	18.5以上 25未満
肥満	25以上 30未満

体脂肪率		判定
男性	女性	
5.5% ~9.9%	5.0% ~19.9%	低い
10.0% ~19.9%	20.0% ~29.9%	標準
20.0% ~24.9%	30.0% ~34.9%	やや高い
25.0% ~	35.0% ~	高い

[BMIと体脂肪率のマトリックス]

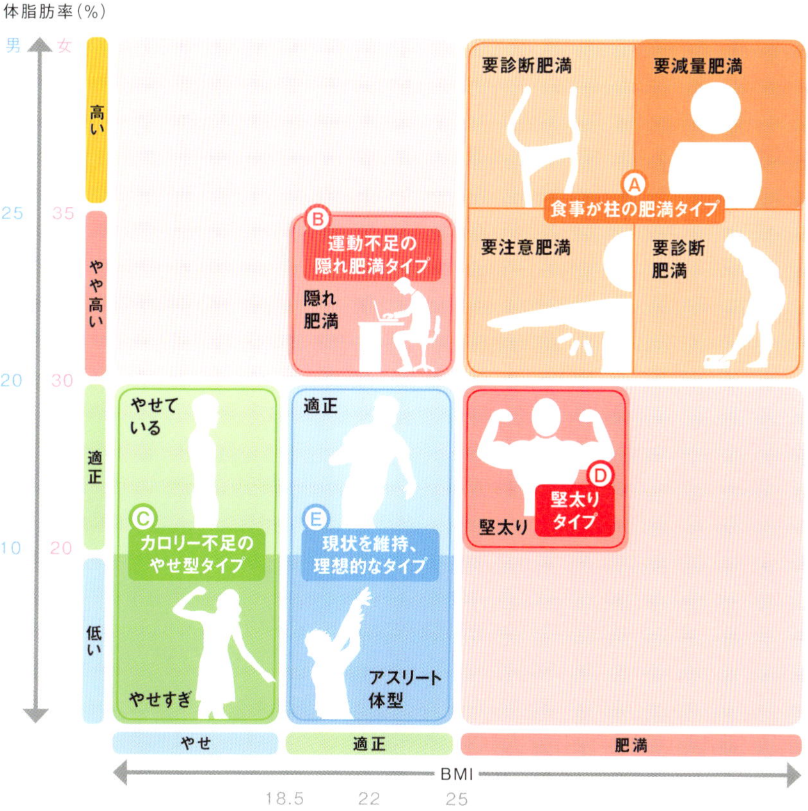

肉体改造の目標をまず決めよう！

自分がどうなりたいか？　どう見せたいか？
目標の体型をイメージして減らすべきエネルギー量を知ろう！

ぽっちゃりした体系の人が、すっきりしたいと思った時には、まずは理想の体重を知ることが一番です。そのためには、目標体系のBMIから理想体重を計算します。例えば、40代男性Mさんをモデルケースとして実際に計算してみましょう。

　Mさんは身長170㎝、72㎏。すっきりした体系のBMI21・5を目指す場合には、（1・7m×1・7m）×21・5から計算すると理想体重は約62・1㎏となります。

計算結果から得られた理想体重から、今度は理想の1日の摂取エネルギー量を計算します。これは**男性は30、女性は25**という数字を体重にかけることによって、算出が可能です。

　このケースでは62・1㎏×30となり、1日約1863kcalが目安となります。

　次にMさんの現状の消費エネルギーを左表から算出します。仮にMさんの身体活動レベルが「ふつう」だった場合、推定必要エネルギーは2650kcalとなり、1863kcalで787kcalを減らすことを目標とします。Mさんが、理想の体型に肉体改造をしたい場合は、この総摂取カロリーを目安にして、たんぱく質を必要量摂りながら、低脂質の食事を続けていくことで変化を見ていくのがいいでしょう。

　この算出法には特に根拠はなく、あくまで目安に過ぎません。もしこの食事で2週間程度経過しても何も変化を感じない場合は、たんぱく質の量はなるべく保ちながら、糖質と脂質の量を調整してみましょう。どうしても空腹に耐えられない場合は、少しだけ摂取量を増やしてみてください。

[計 算 式 は コ レ]

● 理想体重の求め方

(身長 (m) × 身長 (m)) × 理想のBMI値＝
理想体重

● 理想体重のエネルギー量

男性：理想の体重×30＝理想の体重のエネルギー量
女性：理想の体重×25＝理想の体重のエネルギー量

[参考表 推定エネルギー必要量 (kcal/日)]

性別	男性			女性		
身体活動レベル 1	Ⅰ	Ⅱ	Ⅲ	Ⅰ	Ⅱ	Ⅲ
0～5(月)	-	550	-	-	500	-
6～8(月)	-	650	-	-	600	-
9～11(月)	-	700	-	-	650	-
1～2(歳)	-	950	-	-	900	-
3～5(歳)	-	1,300	-	-	1,250	-
6～7(歳)	1,350	1,550	1,750	1,250	1,450	1,650
8～9(歳)	1,600	1,850	2,100	1,500	1,700	1,900
10～11(歳)	1,950	2,250	2,500	1,850	2,100	2,350
12～14(歳)	2,300	2,600	2,900	2,150	2,400	2,700
15～17(歳)	2,500	2,850	3,150	2,050	2,300	2,550
18～29(歳)	2,300	2,650	3,050	1,650	1,950	2,200
30～49(歳)	2,300	2,650	3,050	1,750	2,000	2,300
50～69(歳)	2,100	2,450	2,800	1,650	1,900	2,200
70 以上(歳)[2]	1,850	2,200	2,500	1,500	1,750	2,000
妊婦(付加量)[3]						
初期				+50	+50	+50
中期				+250	+250	+250
後期				+450	+450	+450
授乳婦(付加量)				+350	+350	+350

※日本人の食事摂取基準2015より。身体活動レベル Ⅰ＝低い Ⅱ＝ふつう Ⅲ＝高い

事スケジュール

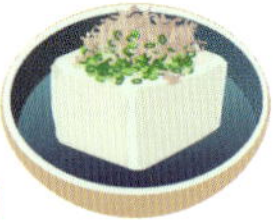

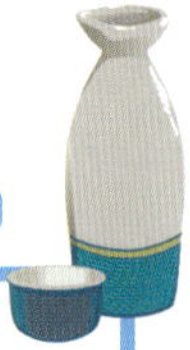

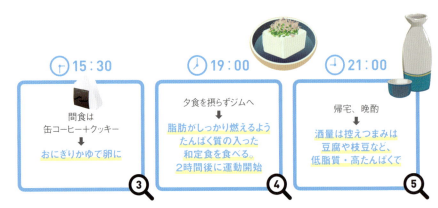

15：30

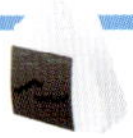

間食は
缶コーヒー＋クッキー
⬇
おにぎりかゆで卵に

③

19：00

夕食を摂らずジムへ
⬇
**脂肪がしっかり燃えるよう
たんぱく質の入った
和定食を食べる。
2時間後に運動開始**

④

21：00

帰宅、晩酌
⬇
**酒量は控えつまみは
豆腐や枝豆など、
低脂質・高たんぱくで**

⑤

15：00　18：00　21：00

15：00

ジムでは
水泳、エアロビクス
⬇
**筋トレ中心の
高強度運動に**

17：00

夕飯はお惣菜で済ます
⬇
**料理はなるべく自炊で
“マゴワヤサシイ”を
心がける**

21：00

夕食後、
お風呂でマッサージ
⬇
**睡眠時間を削るほどの
長湯は必要なし。
早く就寝する**

⑥

ココがポイント!

①パンは添加物が多く、代謝を下げる恐れあり。脂肪代謝スイッチをあげるために、朝の空っぽの胃にこそごはんとみそ汁を。

②丼物は流し込みやすい、糖質＋脂質＋早食いと、肥満のキングオブトリオ。ひと口ごとに箸をおけるような和定食に。

③気分転換に缶コーヒーで一服しなければ済まない人は、コーヒー好きではなく、ただの糖質依存かもしれません。本当のファンは豆からドリップ

運動する日の食

「運動すればやせる」わけではないことはPart 1でご紹介したとおり。
運動する日は、食事の消化時間も計算して、動きましょう。

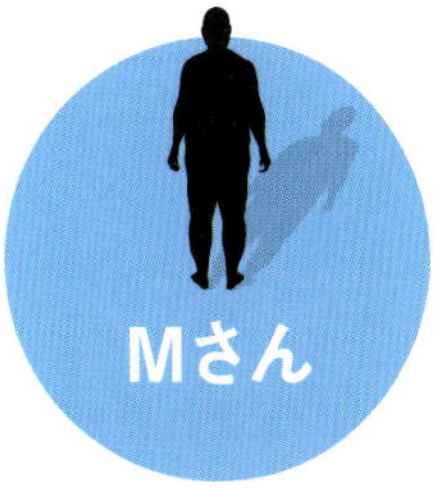

6：30

朝食はコーヒー1杯
⬇
成分無調整豆乳に

12：00

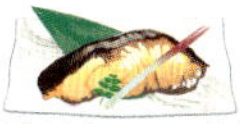

昼食はカレーか丼物
⬇
あれば魚定食

②

1日の流れ　7：00AM　9：00AM　12：00AM

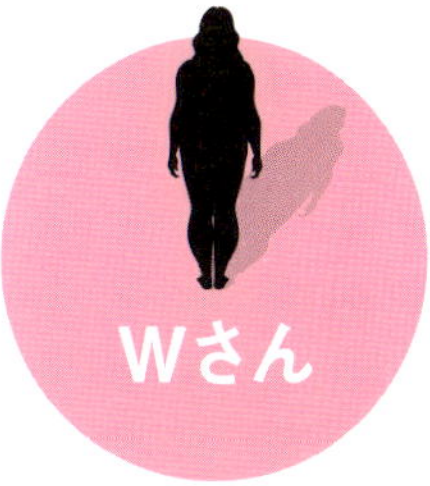

8：00

子どもたちを送り出してから
トーストとサラダの食事
⬇
ごはんとみそ汁にして
体脂肪を燃やすスイッチオン

①

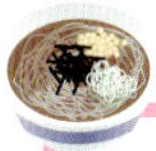

12：30

おしゃれなイタリアンか
フレンチのランチ
⬇
和食に替え、
ゆで卵やプロテインを
プラス

した味を楽しみます。そこまでこだわらないなら、お茶など無糖の飲料に。

④空腹のまま運動すると低血糖を起こしてしまうので食事は必ず摂る。マゴワヤサシイを含んだ食事をして2時間経過くらいに運動を始めると、消化もされ血糖値がバランスよく上がり、運動のパフォーマンスもよくなります。

⑤糖質そのもののようなビールや日本酒は控えます。焼酎、ブランデーなら糖質ゼロ。おつまみも注意。

⑥睡眠不足は肥満スイッチがオンになります。お風呂も長すぎると眠れなくなるので、さっと上がって。

記録すると続けやすい

人の細胞はほぼ3ケ月で生まれ変わるとされています。食べた物や、睡眠時間、主なできごとなど、日記を兼ねたダイエットレコートをつけると変化が楽しみに！

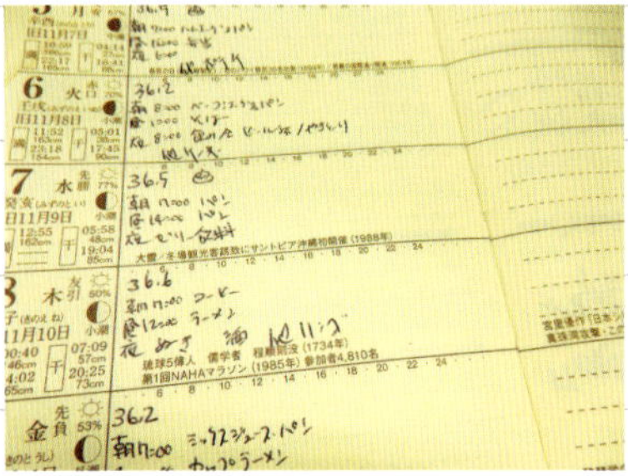

毎日食べたものを記録するだけでも効果

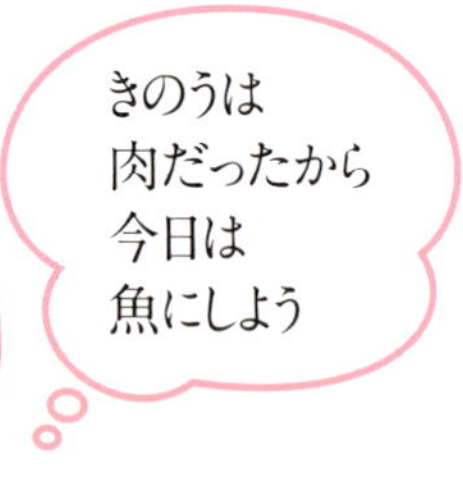

毎日コツコツ

脂肪はまず分解されて燃焼されますが、分解を促す酵素は、血糖値が下がった空腹のときや、運動したときに活発に分泌されます。このとき、手っ取り早く満腹になろうとパンや菓子をつまむのはNG。手軽に摂れる**糖質や脂質はエネルギーが高い割に**

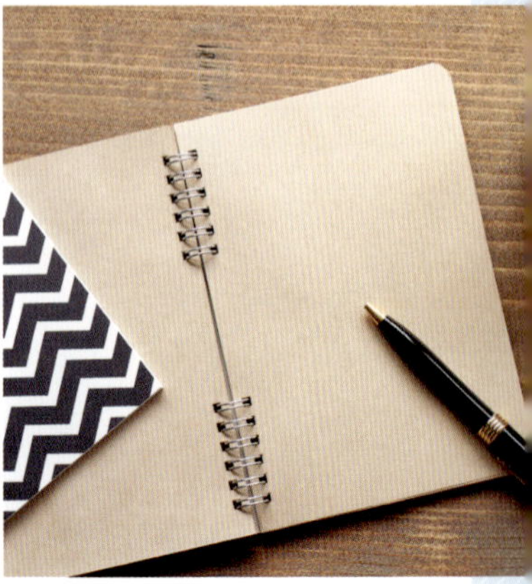

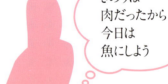

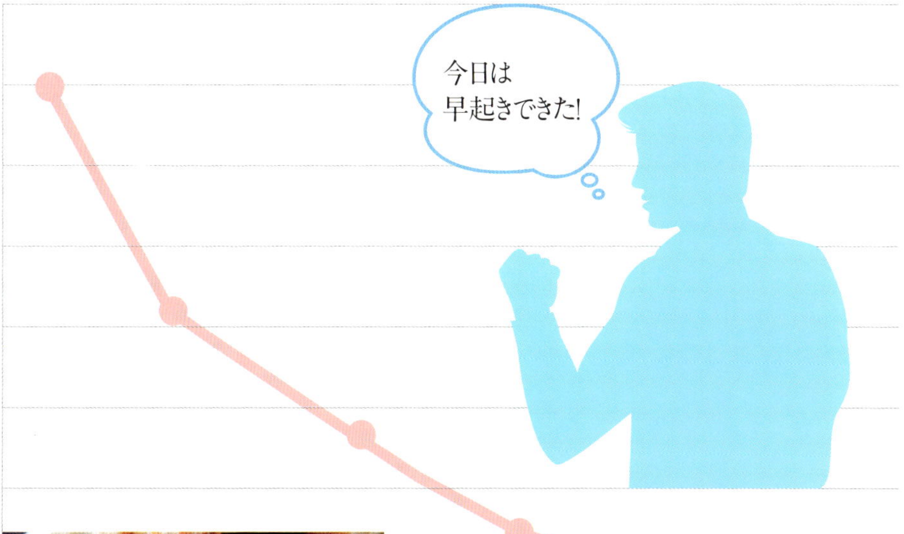

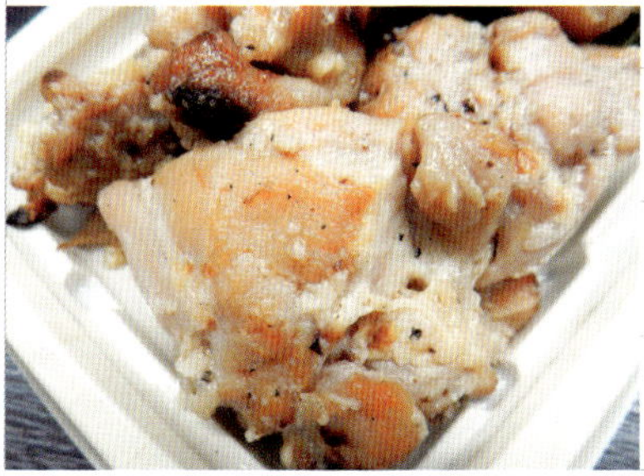

何を食べたかも記録

栄養価が低く、代謝に悪影響を及ぼして、脂肪を溜め込みやすい体質にしてしまいます。何を食べたか記録するだけで効果があるダイエット・レコードの秘訣はココにあり。「菓子パン」など、とりあえずの食べ物を書くのが自分でも恥ずかしくなり、きちんと摂ろうと意識できるようになります。

ダイエットレコードに記す内容

1. **食事の内容と食べた時間**
2. **運動の内容と行った時間**
   (筋トレであればインターバルの時間、ランニングなら心拍数を記す)
3. **その日の便通**
4. **基礎体温(女性)**
5. **生理周期(女性)**

ら切り抜ける！

〜迷ったときの2択！〜

ランチで外食するなら

［定食屋の主菜は］

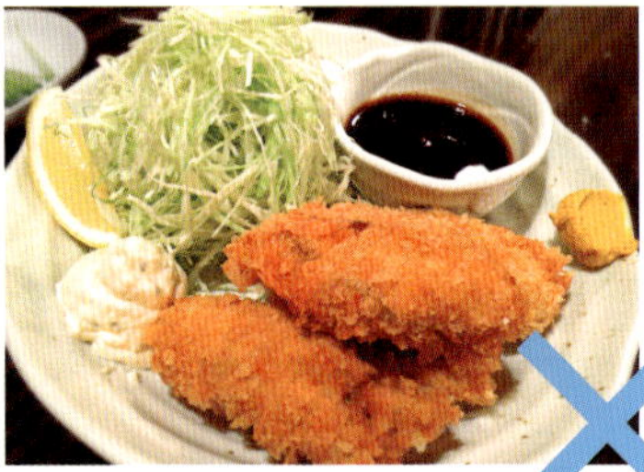
かきフライ

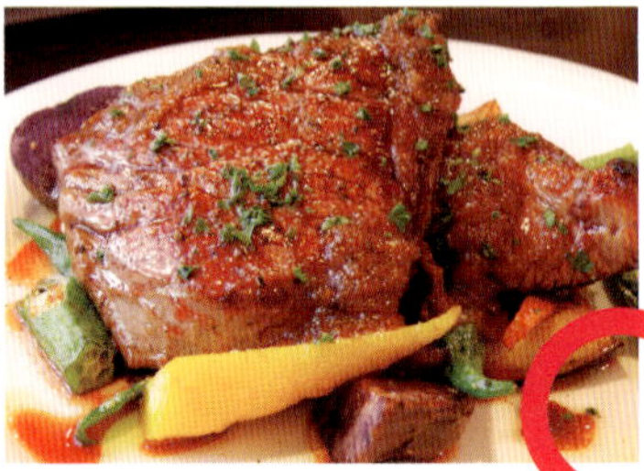
赤身ステーキ肉

ステーキなら脂質もあるけれどたんぱく質も摂れる

　からっとした揚げ物をつい選びたくなるけれど、肉汁がしたたりおちるようなステーキのほうがたんぱく質も豊富。食べ応え、かみ応えもあり代謝アップ。

［単品パスタは］

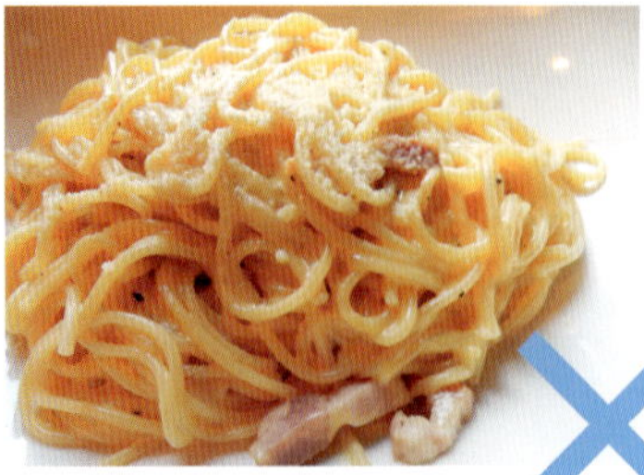
カルボナーラ

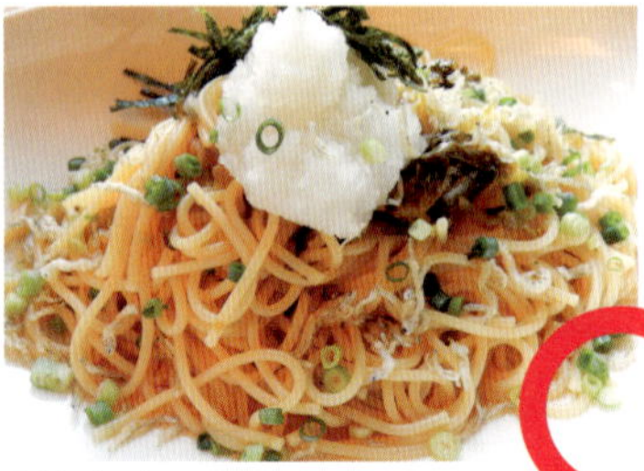
和風パスタ

和語メニューの和風パスタを選ぶ

　具材しだいで和風にもイタリア風にもなるパスタは、カルボナーラやナポリタンなどの「カタカナ」ではなく、明太子、しいたけ、あさりなど和語メニューが安心。

外食、宴会はこ

１日のエネルギー量や３大栄養素の数値をいつも頭に入れておくのは大変。また、宴会やランチで外食しなければならない日もあります。カロリーオーバーしても、翌日埋め合わせれば大丈夫。続けられるよう、ざっくりしたヒントを。

[ラーメン屋なら]

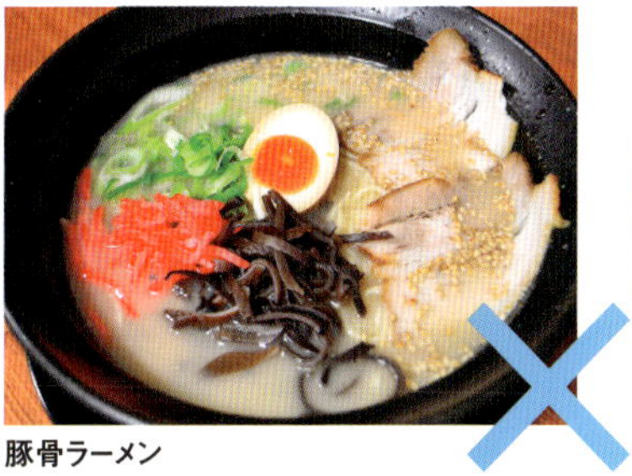

豚骨ラーメン

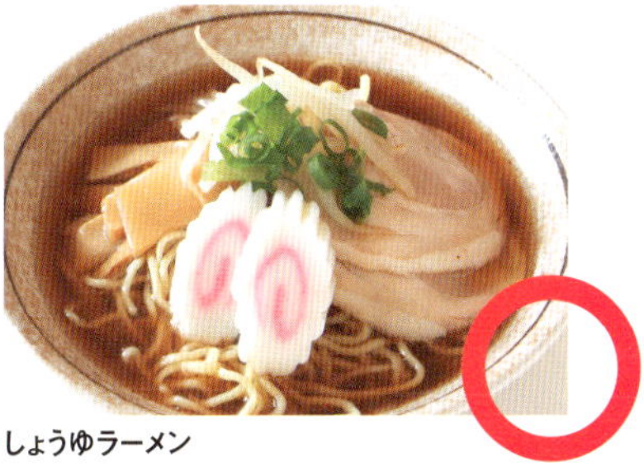

しょうゆラーメン

こってり系は避けしょうゆ味を

すすれないようなスープは脂質のカタマリ。スープを残しても麺にからみついている。かつおや鶏、昆布でだしを摂った、昔ながらの「中華そば」を。

[そば屋では]

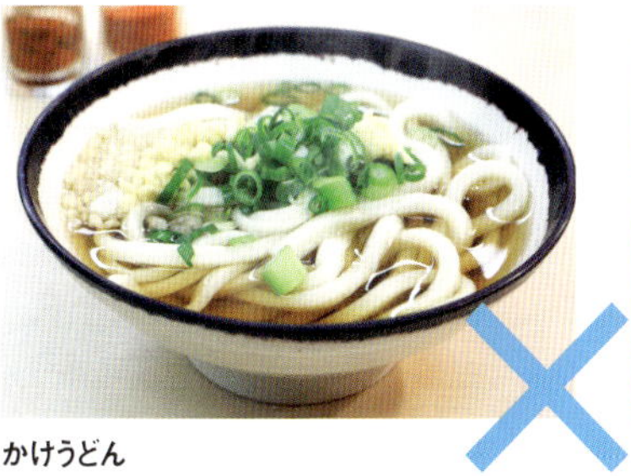

かけうどん

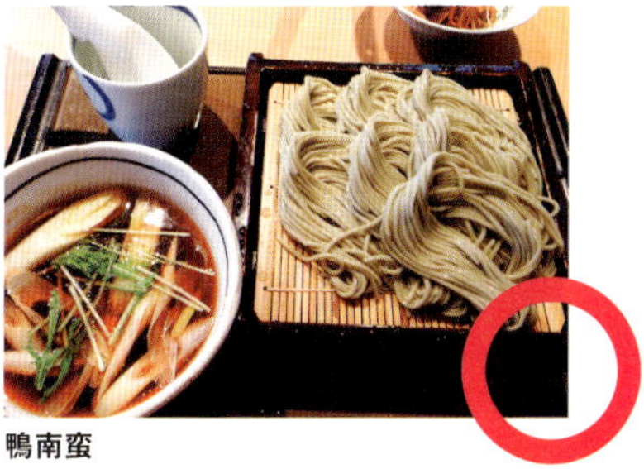

鴨南蛮

十割そばなら言うことなし

そばは栄養価が高い食品です。食べ応えのある十割そばにして、高たんぱくの鴨が具なら完璧。

宴会のある日は

～みんなにも感謝されるメニュー選び～

【幹事になったら】

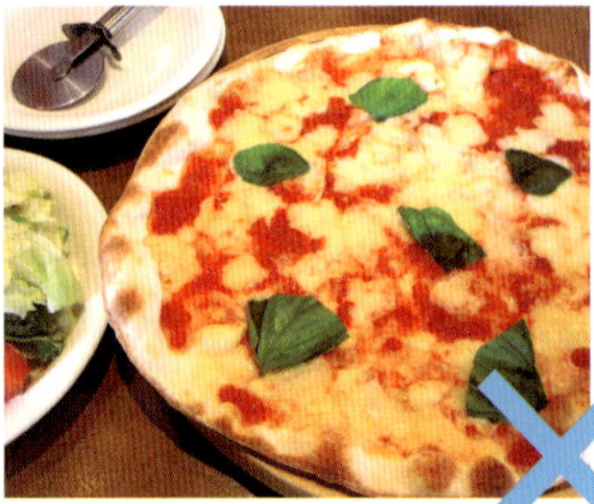

イタリア料理店

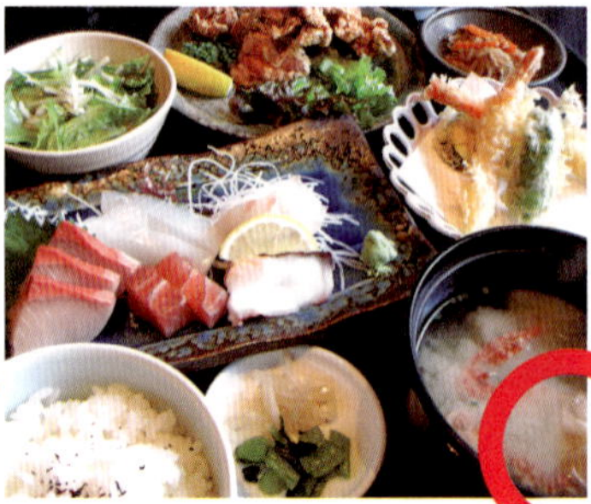

海鮮居酒屋

海鮮居酒屋ならメニュー選びに苦労しない

イタリアンも居酒屋も魚介が豊富なのは共通していますがイタリアンはオイル漬け。一方、海鮮居酒屋なら、刺身、焼き魚、小付け、鍋物、小鉢料理などほとんどのメニューが低脂質で高たんぱく。メニュー選びに苦労しません。

【焼き鶏は】

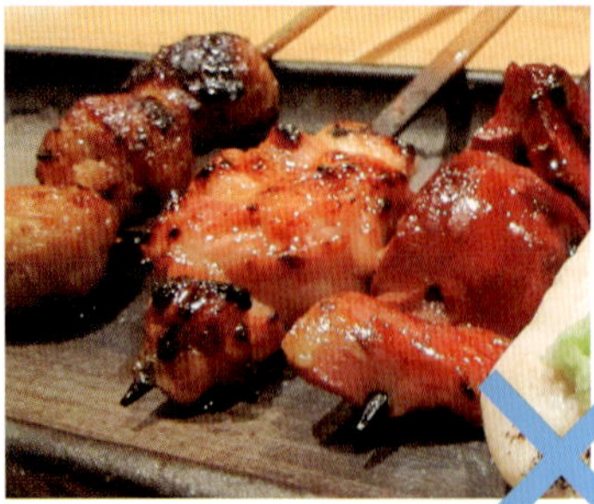

タレ

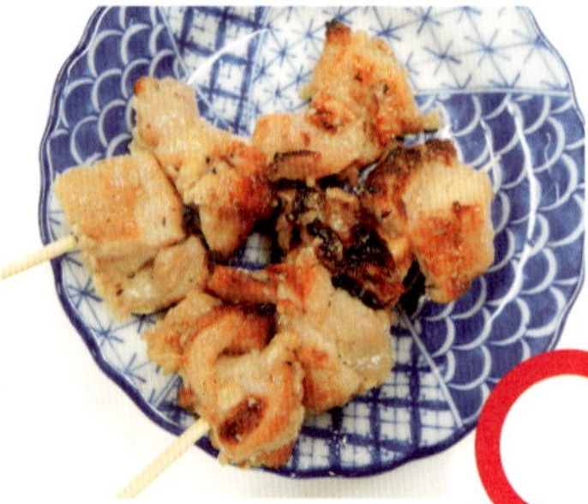

塩

高たんぱくの鶏は調理法に注意

低脂質で高たんぱくの鶏は優れた食材ですが、揚げ物にしたり、甘辛いタレと合わせたりすると鶏のよさを相殺してしまうので気をつけて。焼き鶏なら塩を。

つまみの野菜は

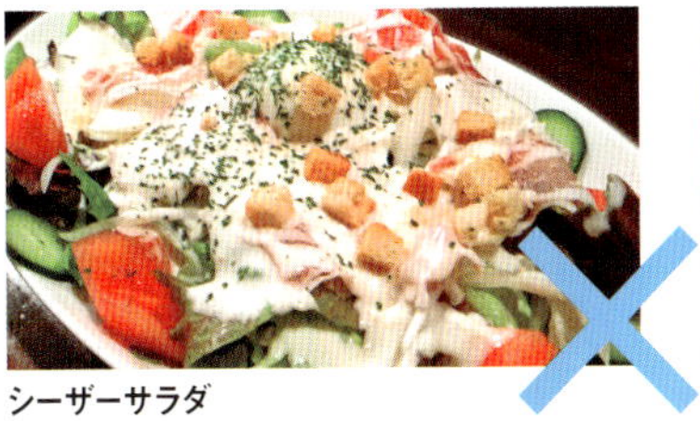

シーザーサラダ

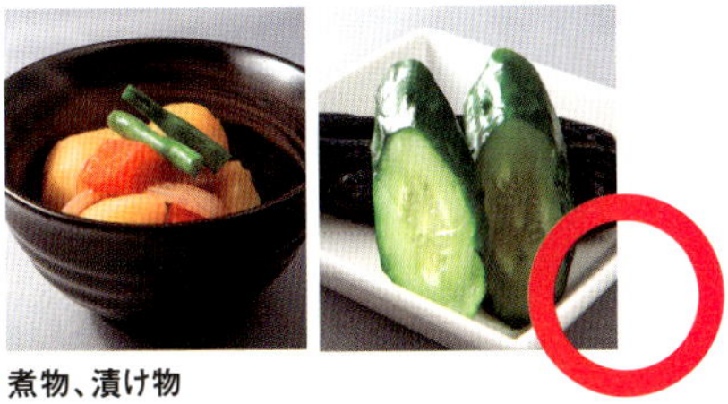

煮物、漬け物

おしゃれなネーミングのサラダはアウト

「NY風シーザーサラダ」といったオリジナルな名がついていると、粉チーズやオリジナルドレッシングなど店の工夫がてんこ盛り。そっけない名がベスト。

おでんなら

練り物より昆布や大根を

ちくわやごぼう巻などの練り物は添加物のリスクもあるため、大根、牛スジ、こぶといった、素材がわかりやすいものを。

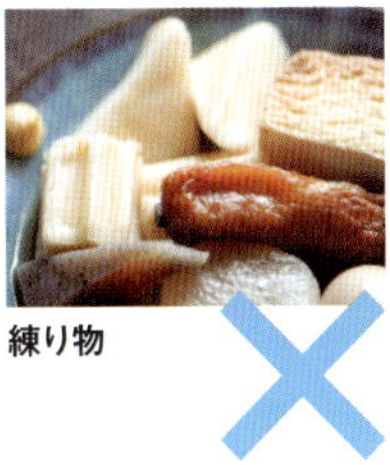

練り物

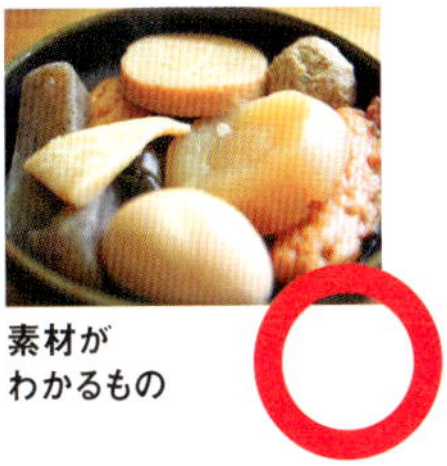

素材がわかるもの

お酒は

蒸留酒は糖質ゼロだけれども

酒には蒸留酒と醸造酒の2種類があり、醸造酒は日本酒やワイン、ビールなど、糖質を含んだもの。蒸留酒はウイスキー、ウォッカ、焼酎などで糖質ゼロ。

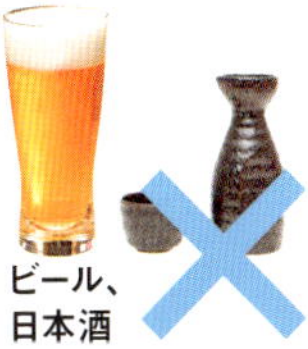

ビール、日本酒

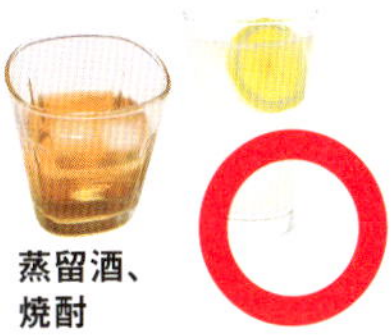

蒸留酒、焼酎

Method 1

できあいの総菜、お弁当はよく選ぶ

ボリューム勝負のカツ丼、腹持ちだけはいい唐揚げ弁当など、お弁当コーナーは危険ゾーン。カロリー、たんぱく質、脂質、糖質の割合を調べ、そこまで細かな表示はなくとも添加物だけはチェックしましょう。ヘルシー弁当などの名にまどわされないように。揚げた野菜が酸化していることもあります。何を使っているのかよく確認して、わかったうえで買うようにします。

代謝が落ちる年齢に さしかかったら

何もしなければ、ただ生きているだけで体脂肪が燃える「基礎代謝量」は加齢とともに落ちていきますが、高たんぱくの食事に切り替えることで無理なく代謝を上げていくことは可能です。ダイエットはアンチエイジングとも言えるでしょう。

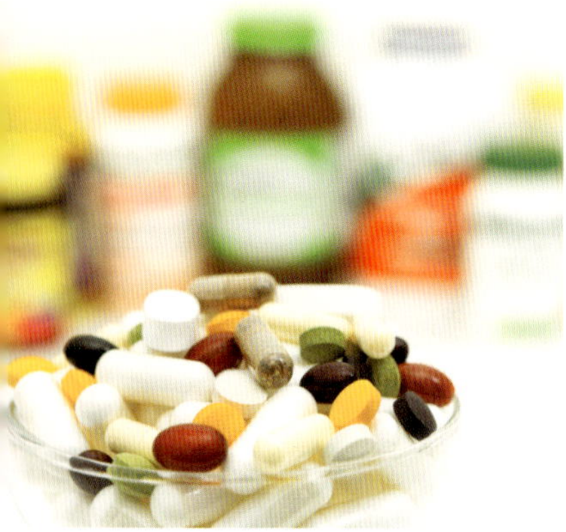

▼たんぱく質を増やし、時にはサプリメントの力も

「若いときは何を食べてもすぐ消化したのに、今はもたれるようになった」「少し走っただけでも疲れてしまう」……こんな声をよく耳します。

特に加齢を意識しはじめた人、また、50代以上の方は、食事法・習慣改善法を試みるほか、ごはんなど糖質の量を自分の体調を見ながら減らし、たんぱく質を積極的に摂るようにしましょう。消化・吸収力が落ちているなら、プロテインやビタミンのサプリメントもおすすめです。

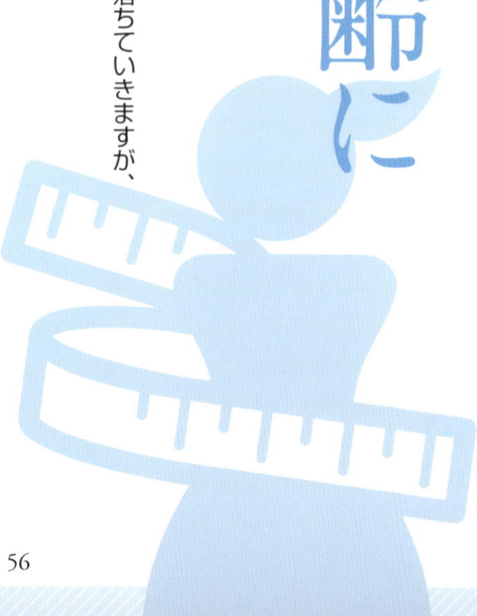

1 サプリメントを効率よく吸収するには

胃腸の働きが活性化される、食後に摂ると、食べ物といっしょに消化吸収されやすくなります。

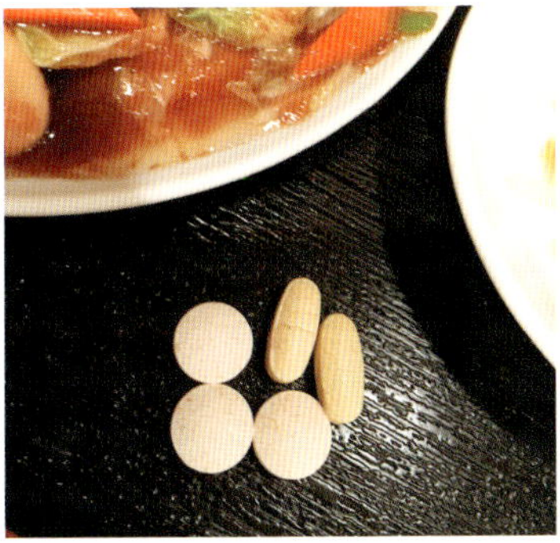

2 何を飲んでいいかわからなかったら

まずはマルチミネラルビタミンを。代謝アップに効果があるかどうかはすぐにはわからないもの。朝の目覚めがいいか、肌つやや爪の伸びはどうか、風邪を引きにくくなったかなど、自分の全体調を見て判断しましょう。人により合うサプリメントは違うので、飲んだ後の体調の変化をよく観察して。

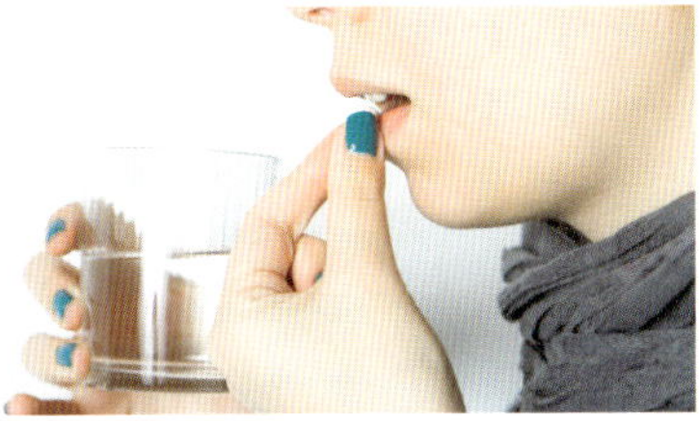

3 プロテインはうまく摂る

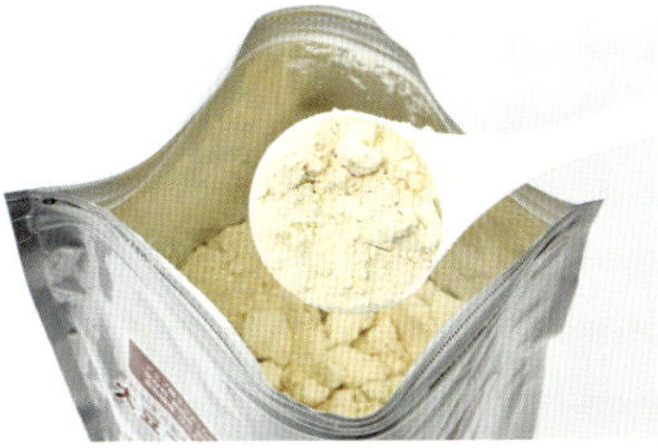

「肉類にたんぱく質が豊富なことわかっているけれど、脂質も一緒に摂ってしまう」そんな悩みを一気に解決してくれるのがプロテインです。大切な栄養源をサプリメントで摂ることに強烈な拒否感を持つ人もいるようですが、脂質をおそれて肉を食べないより、よほど健康管理に役立ちます。

Method 2

喫煙者こそサプリ

タバコを吸うと、有害物質であるニコチンが血液に乗って肝臓まで運ばれ、そこで分解されますが、このとき、大量のビタミンCが失われます。愛煙家なら、失われた以上のビタミンCを補給するようにしましょう。ビタミンCの安全な上限値は成人で2000mgとされており、日本人は概して少なすぎです。

レモンはビタミンCの宝庫、といった誤った認識も多々あります（実際にビタミンCが多い果物は苺）。

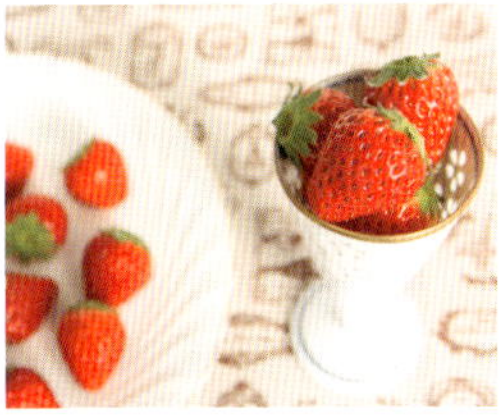

最強の食事
Part 4

脂肪を燃やすカラダをつくる!

レシピ編

“マゴワヤサシイ”食材に、ぜひ摂ってほしい高たんぱく質の肉や卵を取りいれて、
毎日食べても飽きないレシピをつくりました。
主食・主菜・副菜・汁物を組み合わせて、ぜひ毎日の食卓を充実させてください。

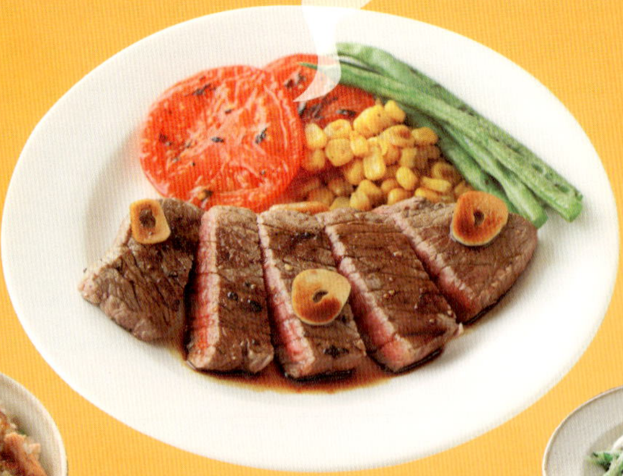

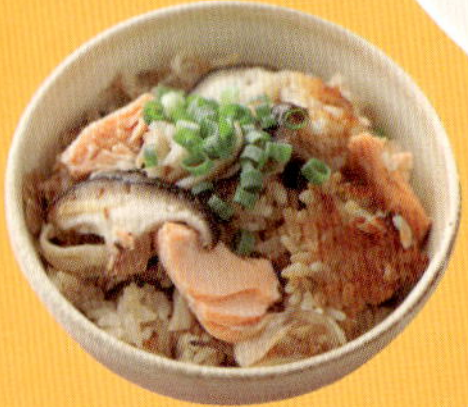

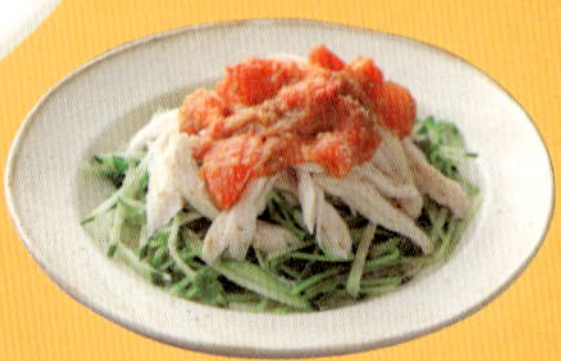

料理監修

しらいしやすこ先生

男性向け女性向けを問わず、家庭料理やおもてなし料理、お菓子など、あらゆるジャンルの料理開発、製作を手掛けるフードコーディネーター。「10分食堂」(宝島社)など著書多数。

POINT 1

旬を意識

季節の野菜と魚を取りいれられるよう、旬の食材を使うのがおすすめ。同じものでも味も栄養も格別です。

POINT 2

油を抑える

テフロン加工のフライパンを使うなど、調理の工程で油は極力抑えています。ヘルシーで、カロリー控えめなレシピです。

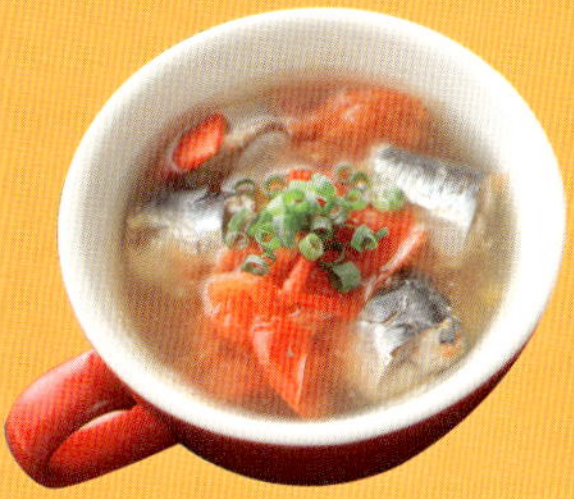

POINT 3

かんたん調理

ほとんど料理したことがない人でもできるようシンプルなレシピにしています。下ごしらえが大変なら、油も使っていない缶詰の素材でもOK。

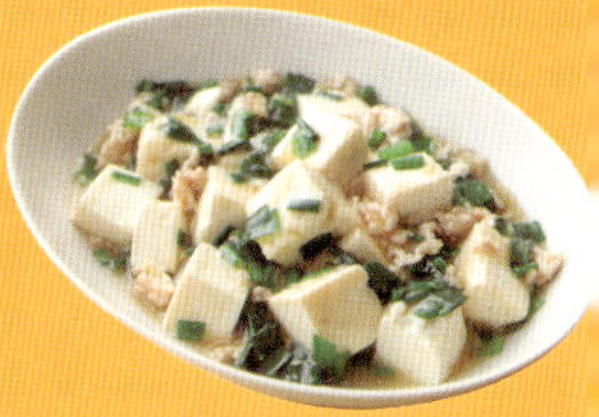

POINT 4

素材本来の味が楽しめる

卵、肉、野菜など、素材の味が生かせるよう余計な調味料は控えています。薄味ですが、味は保証つきです。

POINT 5

1日の組み合わせは自由

摂取カロリーと、1日に摂りたい栄養素の中で自由に組み合わせられるよう、それぞれ単品にしました。それごとに所要量は書いてありますので、ルールの中で組み替えられます。

食べごたえたっぷりのたんぱく源

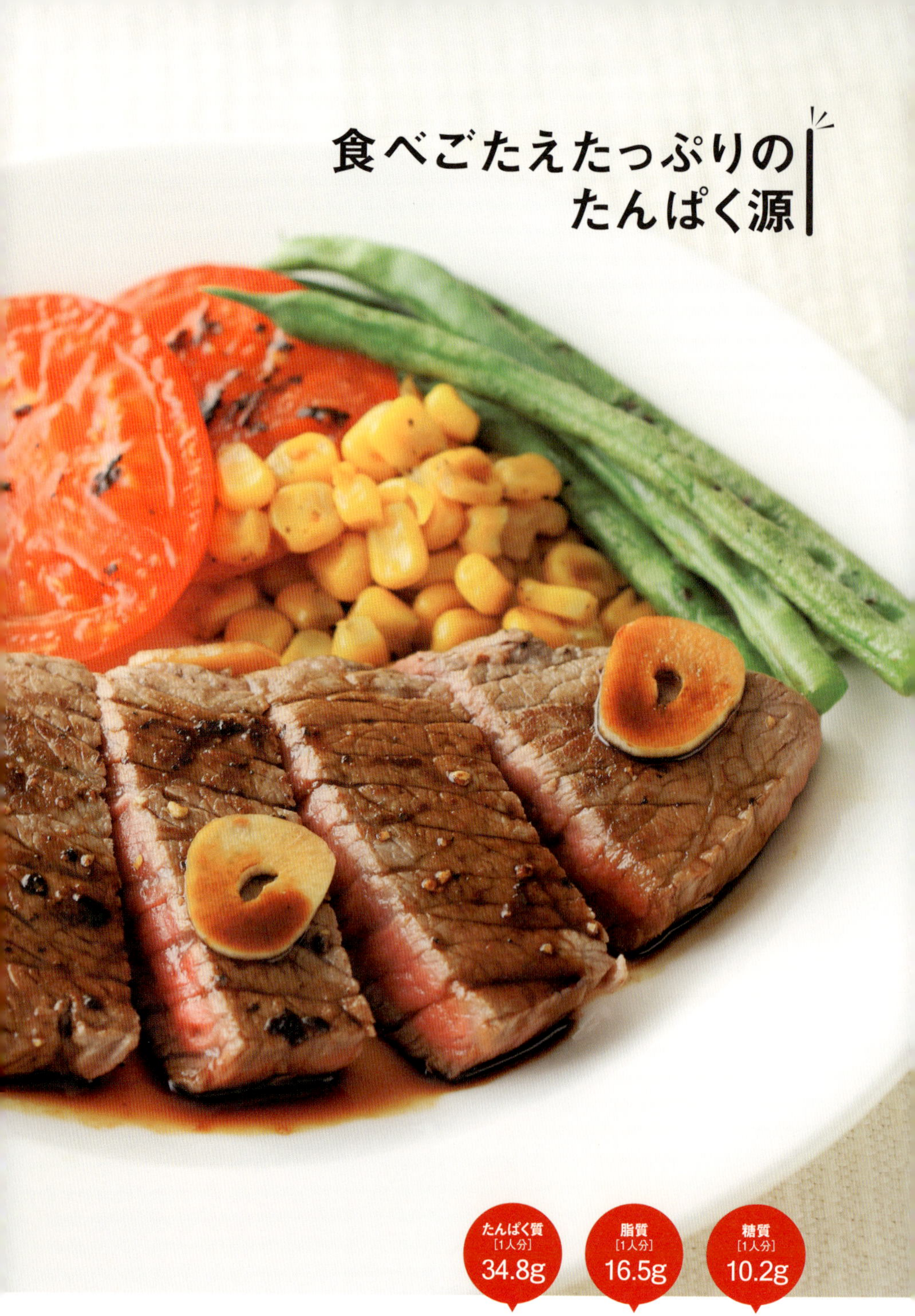

たんぱく質［1人分］34.8g
脂質［1人分］16.5g
糖質［1人分］10.2g

赤身肉のステーキ

ジューシーな肉汁に
グリル野菜がじわっ

カロリー
[1人分]
359 Kcal

材料 [2人分]

牛赤身肉(ももなど)……300g
塩　あらびき黒こしょう……少々
いんげん……10本
トマト(中)……1個
Ⓐ しょうゆ……大さじ1
　 みりん……大さじ1／2
　 水……大さじ1
にんにく……1片
コーン(水煮)……50g

作り方

1 肉は冷蔵庫から出して常温にしておく。塩、あらびき黒こしょうを振ってなじませる。

2 いんげんは、ヘタの部分を切り落とす。トマトは軸を取って1センチの輪切りにする。にんにくは薄切りにする。

3 テフロン加工のフライパンを温め煙が上がってきたら肉を置いて焼く。1分ほど焼き、肉汁が上がってきたらひっくり返して、両面焼いて好みの火加減になったら取り出しておく。

4 テフロン加工のフライパンにいんげんとトマトを入れて焼き、軽く塩を振って取り出す。

5 テフロン加工のフライパンにAとにんにくを入れて軽く煮る。

6 いんげん、トマト、コーンを皿に置き、食べやすい大きさに切った肉を盛り付け、5のソースをかける。トマトは、途中崩しながらソースとして楽しんでも可。

Check!!

ココが代謝アップ!

赤身肉でたんぱく質はしっかり取り、脂質は抑えます。輸入牛は脂質も少なく、ダイエットに向いています。糖質も抑えたい場合は、付け合わせの野菜を減らします。

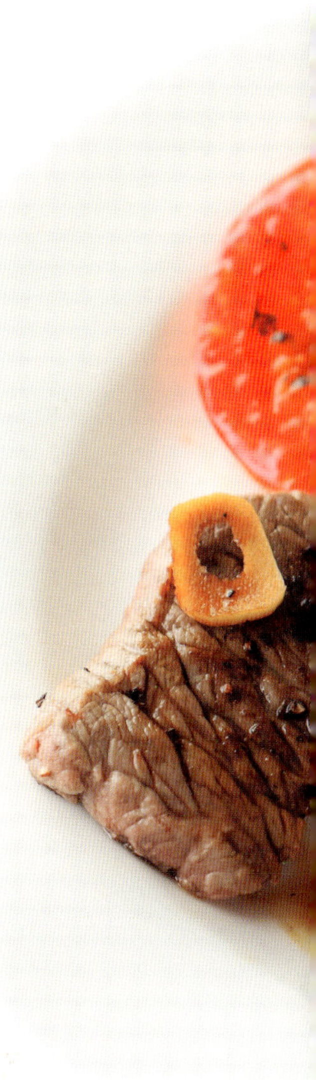

繊維が硬いお肉の場合は、フォークなどで数回刺してから焼くと柔らかく食べられます。

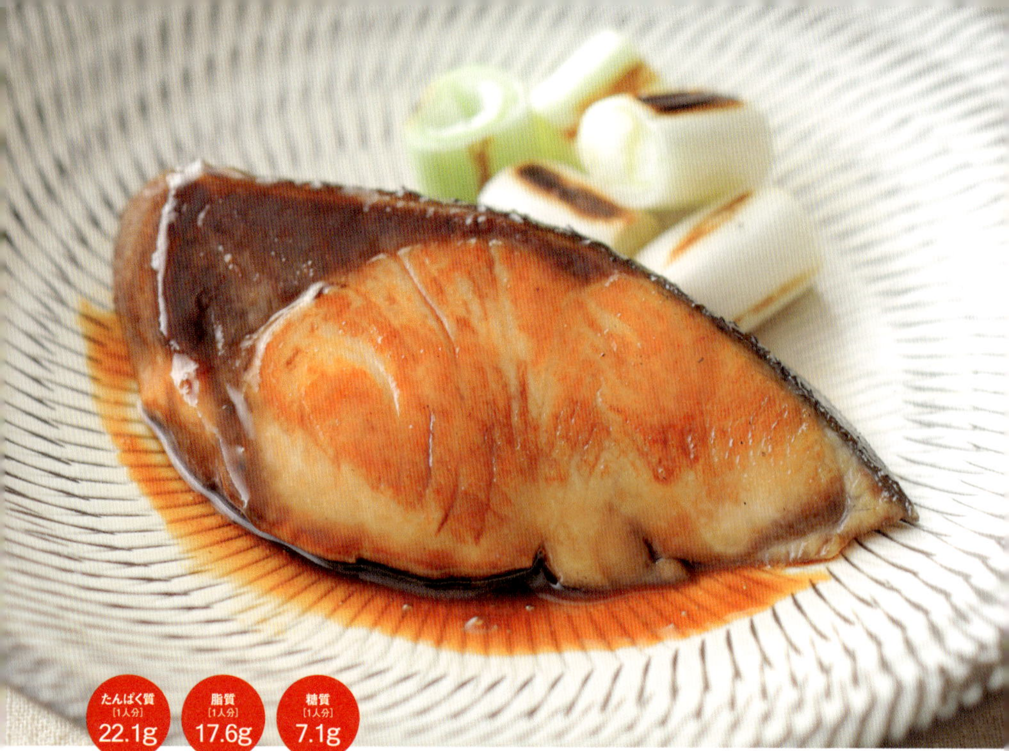

たんぱく質 [1人分] 22.1g

脂質 [1人分] 17.6g

糖質 [1人分] 7.1g

フライパンブリ照り

ネギの辛みで意外とサッパリ

カロリー [1人分]

305 Kcal

材料 [2人分]

ブリの切身……2切れ
長ネギ……1／4本
塩……少々
Ⓐ しょうゆ……大さじ1
Ⓐ 酒……大さじ1
Ⓐ 本みりん……大さじ2と1／2

作り方

1 ブリは軽く塩を振っておく。長ネギは2センチくらいのぶつ切りにする。

2 ブリの水分を軽く拭き、テフロン加工のフライパンでネギと一緒に両面焼く。

3 ネギに軽く塩を振って取り出し、合わせたAを加えて煮からめる。器に盛り付ける。

Check!!

ココが代謝アップ!

ブリを含め魚のおかずは、たんぱく質が多く摂れて、カロリーを抑えられます。また、含まれる脂も、良質なので、コレステロールを下げてくれます。

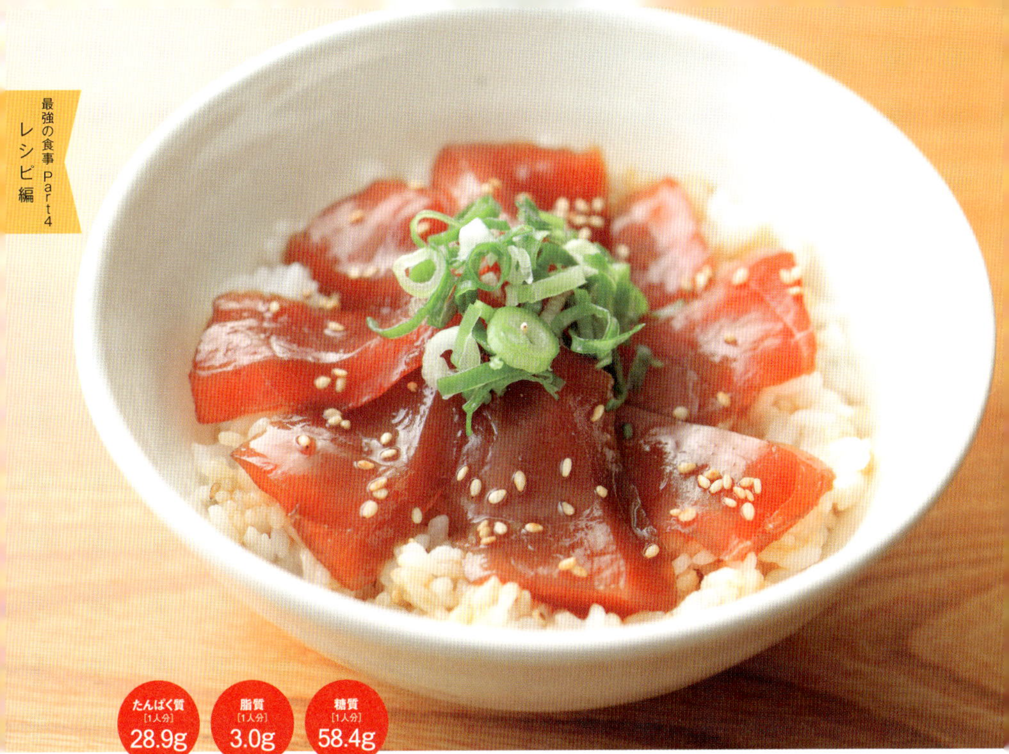

たんぱく質［1人分］28.9g
脂質［1人分］3.0g
糖質［1人分］58.4g

マグロのヅケ丼

赤身はトロよりも抗酸化作用に効果

カロリー［1人分］
395 Kcal

材料［2人分］

Ⓐ
- 酒 …… 大さじ1／2
- 本みりん …… 大さじ1／2
- しょうゆ …… 大さじ1

マグロの赤身 …… 200g
（サクの場合は、7ミリ程度の厚さに切る）
ネギ …… 5センチくらい
ごはん（白米） …… 300g
いりゴマ（白） …… 小さじ2

作り方

1. 小さい耐熱の容器にAの酒と本みりんを合わせ、電子レンジ（500Wで40～50秒ほど）加熱して、アルコール分を飛ばす。しょうゆと合わせて混ぜ、つけダレを作る。
2. マグロを1のタレに5分、漬ける。ネギは小口切りにする。
3. 器にごはんを盛り、漬けていたタレを小さじ1程度回しかける。
4. マグロをのせ、ネギを添えていりゴマを振る。

Check!!

ココが代謝アップ！

マグロの赤身にはたんぱく質やセレンが豊富で、抗酸化作用に効果があります。トロの部分に比べて脂が少なく、しかも良質の不飽和脂肪酸なので、ぜひ食べる機会を増やしてください。

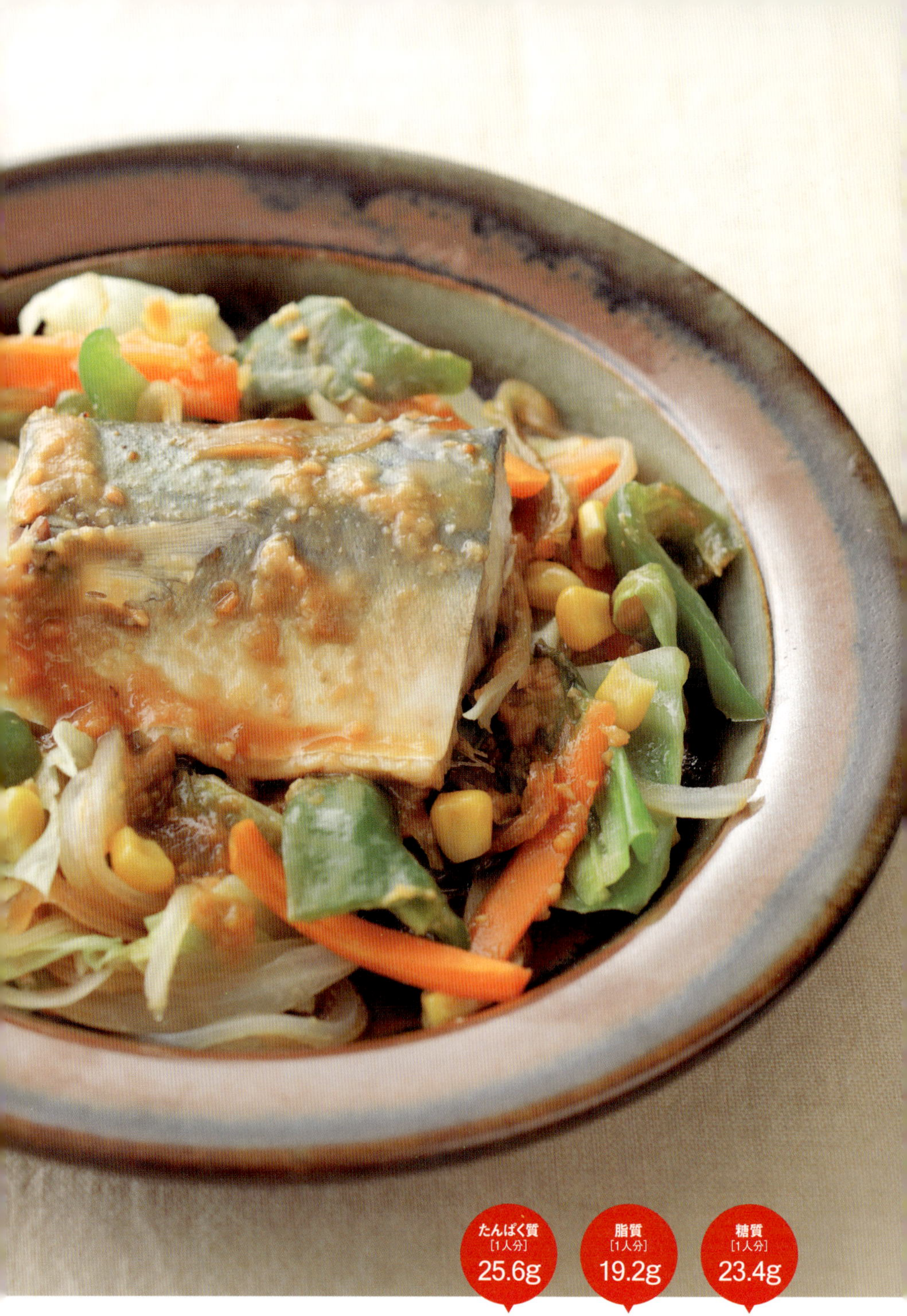

たんぱく質
［1人分］
25.6g

脂質
［1人分］
19.2g

糖質
［1人分］
23.4g

サバちゃんちゃん

フライパン1つで焼ける北海道名物

カロリー
［1人分］

380 Kcal

材料 ［2人分］

キャベツ	150g
玉ネギ	1／4個
ニンジン	1／4本
ピーマン	1個
コーン（水煮）	大さじ3
サバ	2切れ
Ⓐ みそ	大さじ2
Ⓐ みりん	大さじ2
Ⓐ 生姜すりおろし	1片分

作り方

1 キャベツはざく切り、玉ネギは薄切り、ニンジンは短冊切り、ピーマンはヘタと種を取り、乱切り。

2 テフロン加工のフライパンを温めてニンジンと玉ネギを炒め、玉ネギが透き通ってきたら、キャベツとピーマンを入れてさっと炒める。

3 野菜を平らにならしてサバを置き、合わせたAを回しかけ、蓋をして弱火で10分加熱する。

4 サバに火が通ったら、コーンを加えて器に盛り付ける。

Check!!

ココが代謝アップ！

サバの脂質はDHAなどの良質な脂肪酸なので、生活習慣病予防などに効果的です。野菜などカロリーの低いものと一緒に食べ合わせると、なおバランスが取れます。

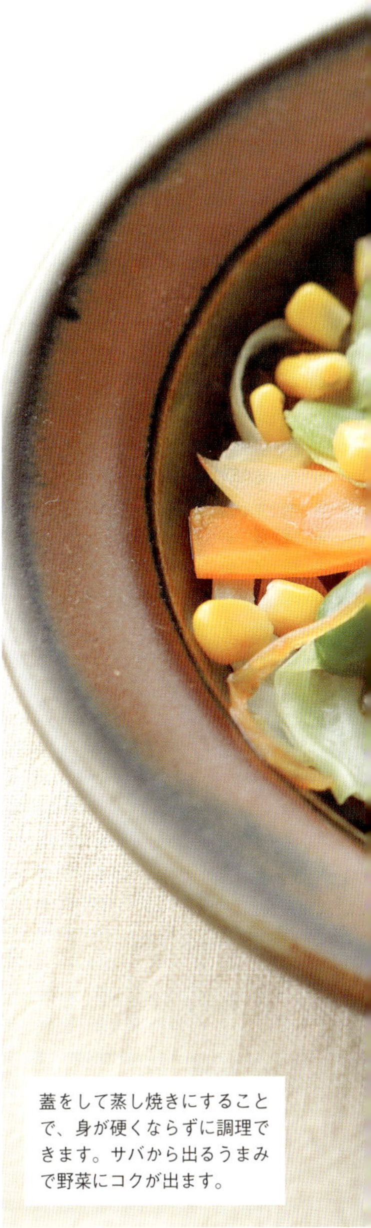

蓋をして蒸し焼きにすることで、身が硬くならずに調理できます。サバから出るうまみで野菜にコクが出ます。

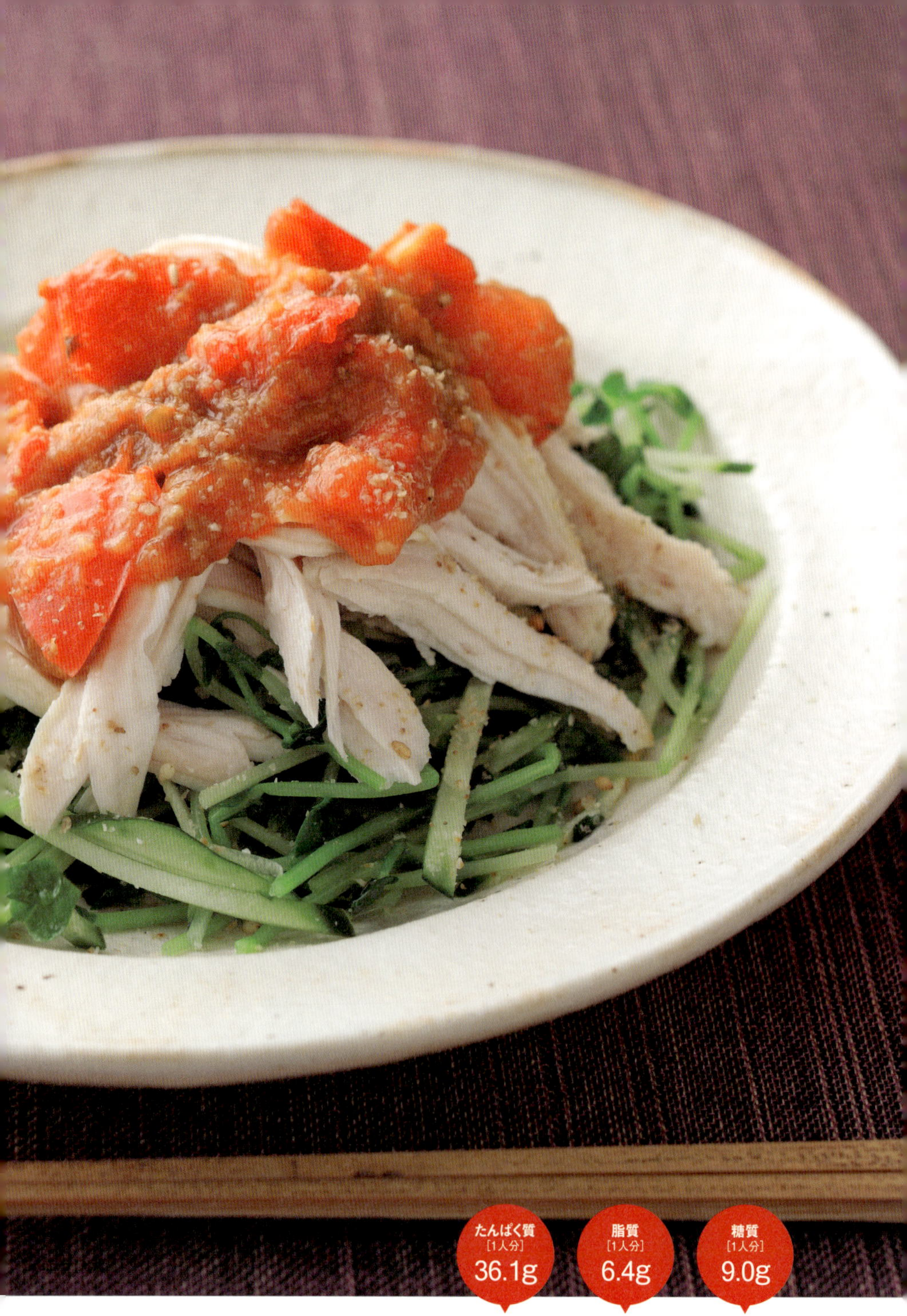

たんぱく質
[1人分]
36.1g

脂質
[1人分]
6.4g

糖質
[1人分]
9.0g

トマみそ バンバンジー

カロリー
［1人分］
263 Kcal

パサつきがちなむね肉もジューシーに

材料［2人分］

	きゅうり	1／2本
	トマト	1個（100g）
	にんにくすりおろし	1片分
	鶏胸肉	1枚
	塩	少々
	酒	大さじ2
	豆苗	1／2パック
Ⓐ	みそ	大さじ2
Ⓐ	みりん	大さじ1／2
Ⓐ	しょうゆ	小さじ1／2
	すりゴマ（白）	大さじ1

作り方

1 きゅうりは千切り、トマトはざく切りにする。

2 テフロン加工のフライパンを温め、トマトとにんにくを入れてトマトが煮崩れるまで炒める。

3 Aを加えて混ぜ、冷ましておく。

4 鶏肉に塩をなじませ、酒を振り、耐熱皿に入れてふんわりとラップをして電子レンジ（500W）で3分加熱する。裏返してさらに3分加熱し、冷ます。

5 豆苗は根元を切り落とし、さっとゆでて水に取り、水気を絞る。

6 豆苗ときゅうりを混ぜて皿に敷き、冷まして裂いた鶏肉をのせる。3をかけてすりゴマを振る。

Check!!

ココが代謝アップ！

鶏胸肉は高たんぱく質、低脂質なので、量もたっぷり食べられます。皮は取り除いてから使用したほうが、より脂質が下がります。

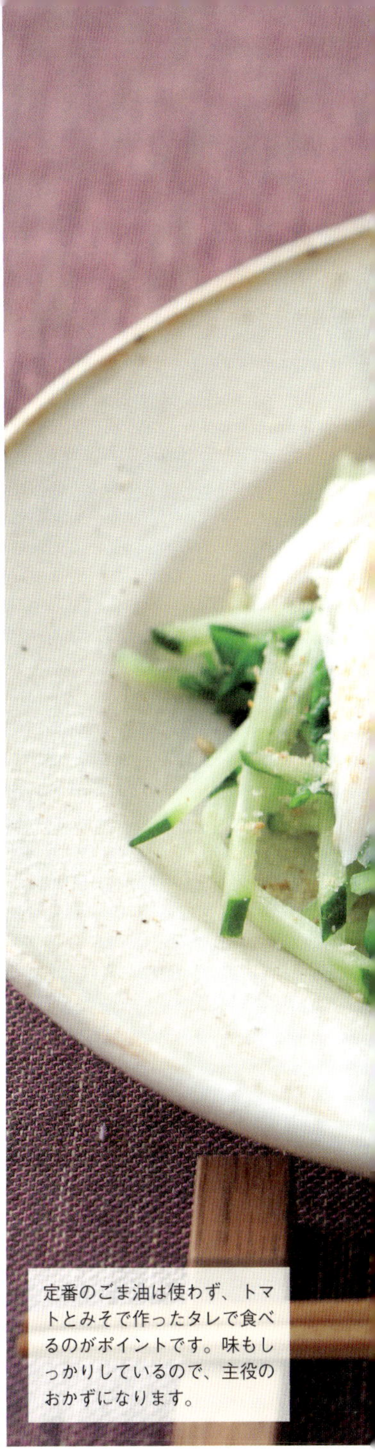

定番のごま油は使わず、トマトとみそで作ったタレで食べるのがポイントです。味もしっかりしているので、主役のおかずになります。

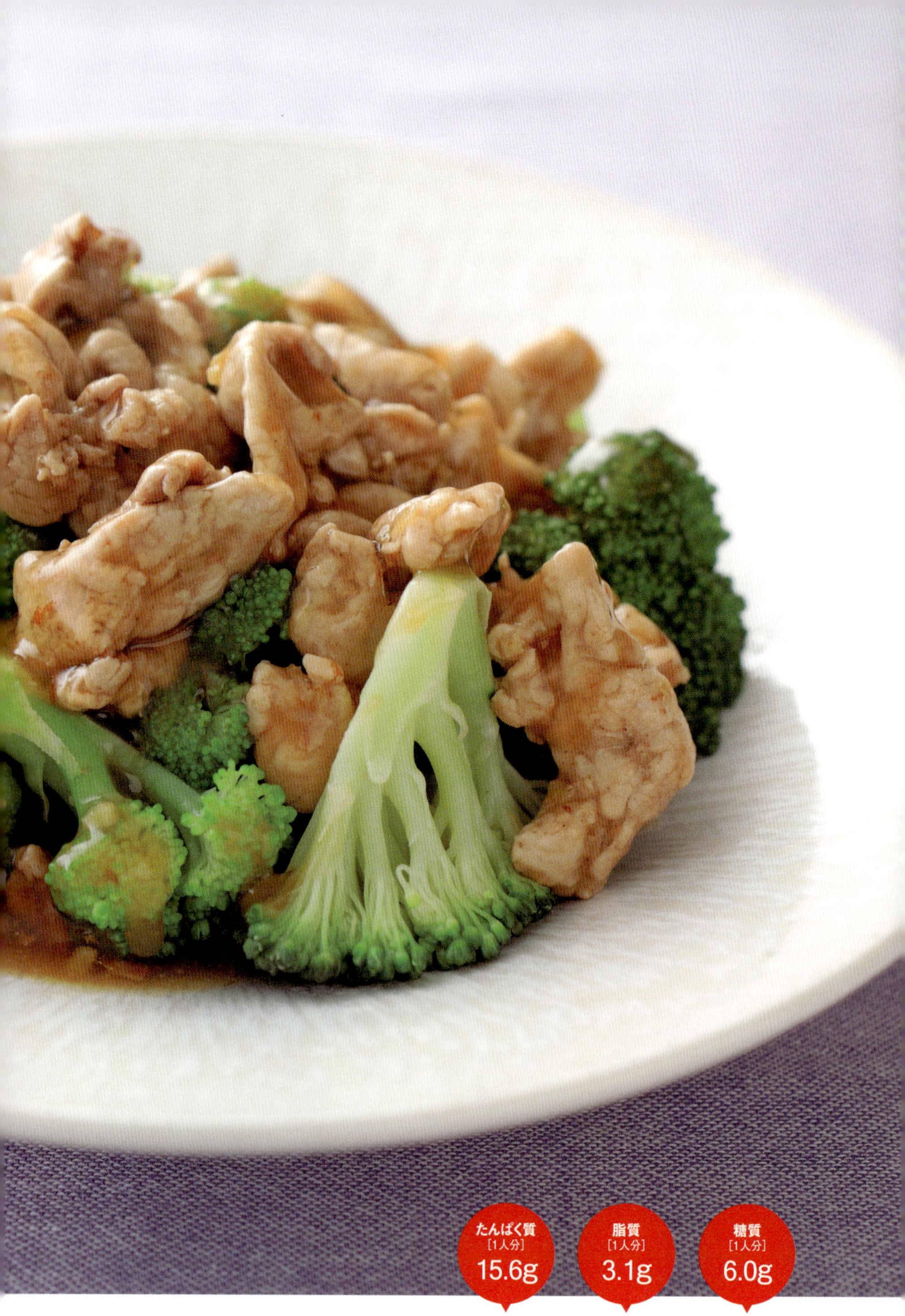

たんぱく質
［1人分］
15.6g

脂質
［1人分］
3.1g

糖質
［1人分］
6.0g

ブロッコリーの豚肉あんかけ

とろりとした食感を楽しんで

カロリー
[1人分]
117
Kcal

材料 [2人分]

ブロッコリー……1個(200g)
豚もも薄切り肉……100g
生姜……1片
片栗粉……小さじ2
水……小さじ2
塩、こしょう……少々
Ⓐ 水……150ml
Ⓐ 鶏ガラスープの素(顆粒)……小さじ1／2
Ⓐ しょうゆ……小さじ2
Ⓐ みりん……小さじ1

作り方

1 ブロッコリーは小房に分ける。豚肉は一口大に切る。生姜はみじん切りにする。片栗粉と水は合わせて混ぜておく。

2 ブロッコリーは耐熱の容器に入れてふんわりとラップをし、電子レンジ(500W)で3分加熱し、皿に盛り付ける。

3 テフロン加工のフライパンを温め、生姜と豚肉を炒めて塩こしょうを振る。

4 合わせたAを加えて煮立ったら、よく混ぜた水溶き片栗粉でとろみをつける。

5 3にかける。

Check!!

ココが代謝アップ!

ブロッコリーはビタミンCの含有量が多く、食物繊維も豊富なので、代謝をアップさせる豚肉と合わせることで栄養満点になります。

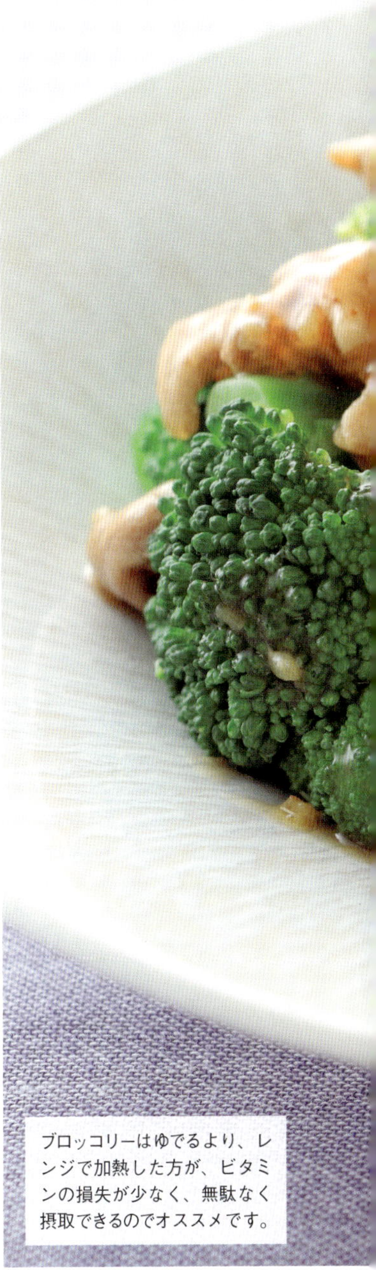

ブロッコリーはゆでるより、レンジで加熱した方が、ビタミンの損失が少なく、無駄なく摂取できるのでオススメです。

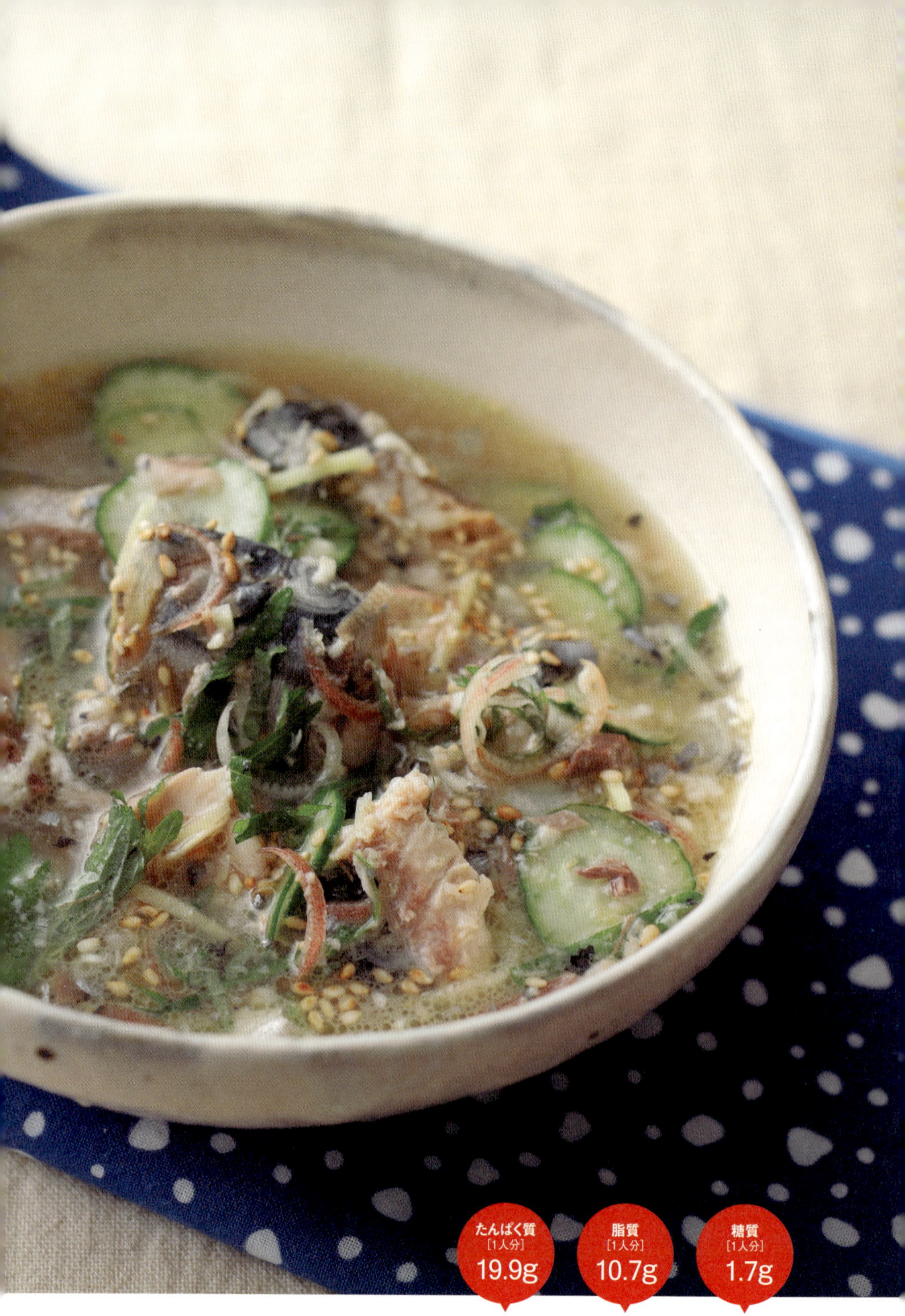

たんぱく質
[1人分]
19.9g

脂質
[1人分]
10.7g

糖質
[1人分]
1.7g

サバ缶の冷やし汁

缶詰も
ひと手間でごちそうに

カロリー
[1人分]
193
Kcal

材料 [2人分]

きゅうり	1／2本
みょうが	1個
しそ	4枚
生姜	1片
サバの水煮缶	1缶
水	150ml
みそ	大さじ1／2
しょうゆ	小さじ1
いりゴマ(白)	小さじ1

作り方

1 きゅうりとみょうがは薄い輪切りにする。しそと生姜は千切りにする。

2 ボウルにサバの水煮缶を汁ごと入れて身をほぐす。

3 水にみそを溶き入れ、2に加えて混ぜる。しょうゆを少々加えて混ぜ、1の野菜も加えてひと混ぜする。

4 器に盛り付け、ゴマを振る。ごはんにかけたり、そうめんにつけたりして食べる。

Check!!

ココが代謝アップ!

サバにはDHAが豊富に含まれており、血中コレステロールを下げてくれます。脂も体内で固まらないうえ良質なたんぱく質がたっぷり。

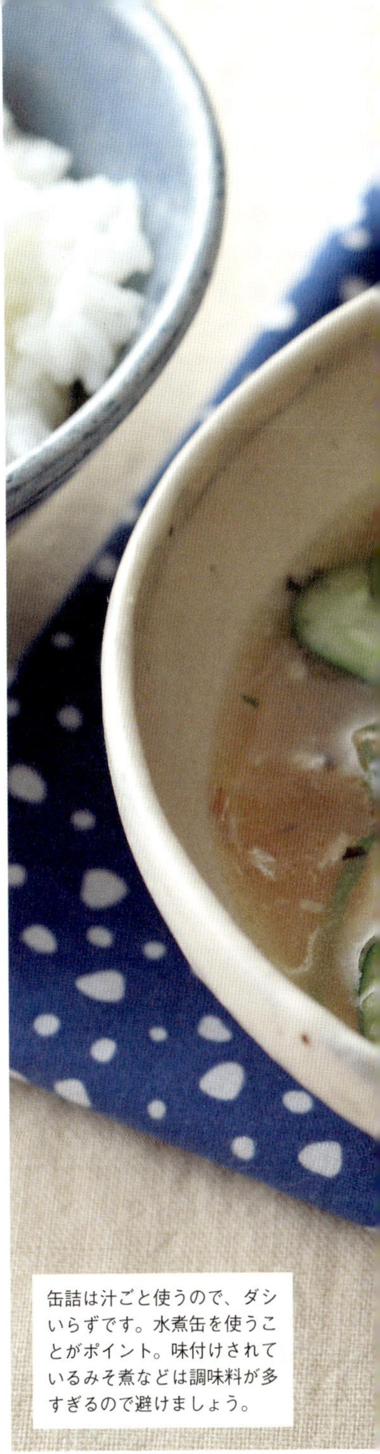

缶詰は汁ごと使うので、ダシいらずです。水煮缶を使うことがポイント。味付けされているみそ煮などは調味料が多すぎるので避けましょう。

エネルギー源となる主食

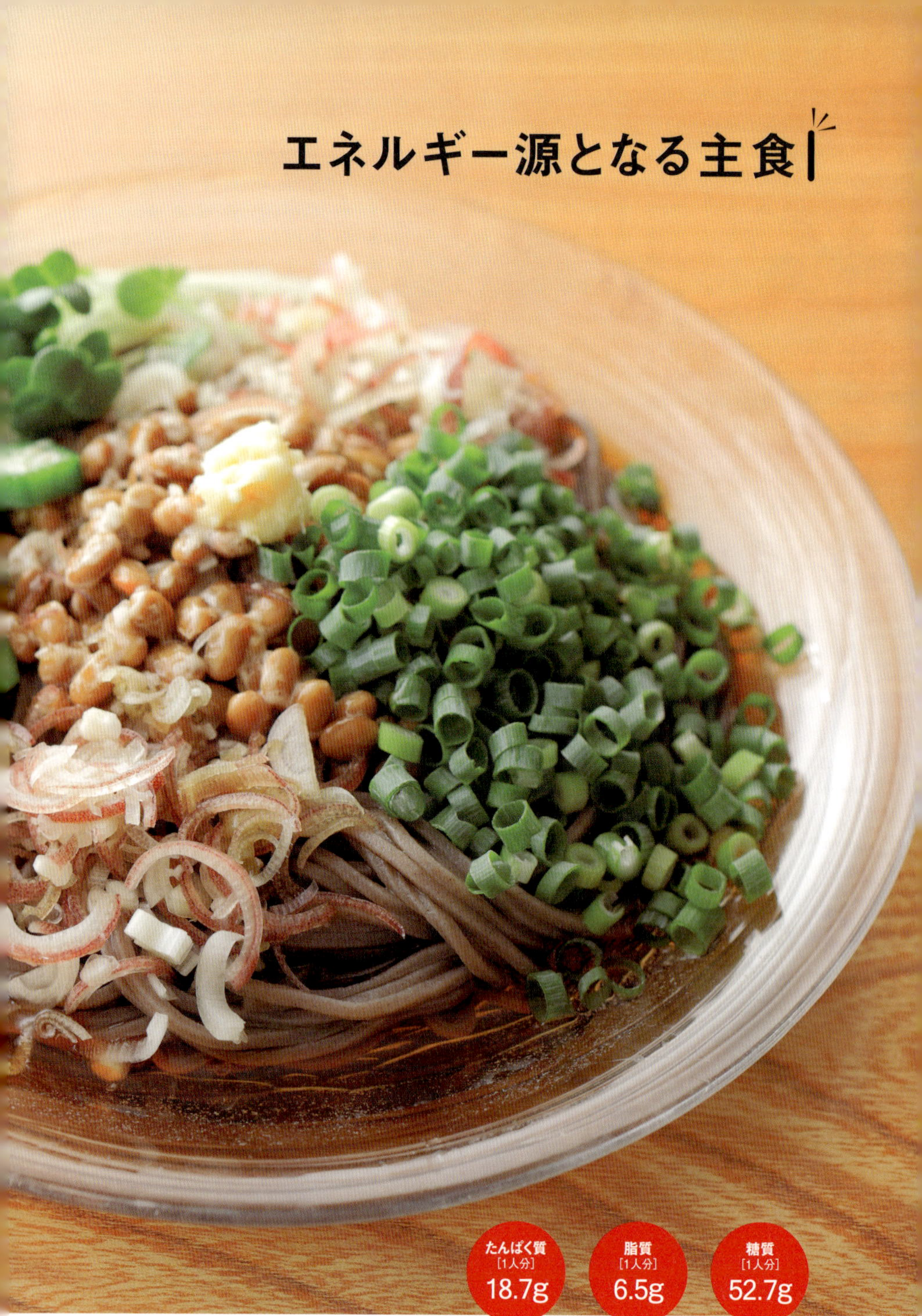

たんぱく質［1人分］18.7g

脂質［1人分］6.5g

糖質［1人分］52.7g

のっけそば

ネバネバ成分と香味野菜でうまさ倍増

カロリー
[1人分]
364
Kcal

材料 [2人分]

Ⓐ
- しょうゆ……大さじ2
- みりん……大さじ2
- 水……150ml

かつお節……1袋（3g）
そば（ゆで）……2玉
みょうが……2本
万能ネギ……2本
カイワレ大根……1／4パック
生姜……1片
オクラ……3本
納豆（小粒）……2パック

作り方

1 鍋にAを入れてひと煮立ちさせる。かつお節を加えて1分ほど煮て、火を止めて氷水に当てて冷ます。

2 たっぷりのお湯でそばをゆでる。

3 みょうがは薄い半月切り、万能ネギは小口切り、カイワレ大根は根元を切り落とし、半分の長さに切る。生姜はすりおろす。オクラは塩でこすってうぶ毛を取る。

4 そばをゆでているお湯で、オクラをさっとゆでる。水にとって5ミリ厚さに切る。

5 ゆであがったそばを水でしめて水気を切る。器に盛り、納豆、3、4のオクラをのせ、めんつゆを回しかける。

Check!!

ココが代謝アップ！

そばにはビタミンB1も含まれており、炭水化物をエネルギーに変える栄養素です。疲労回復にも効果があります。

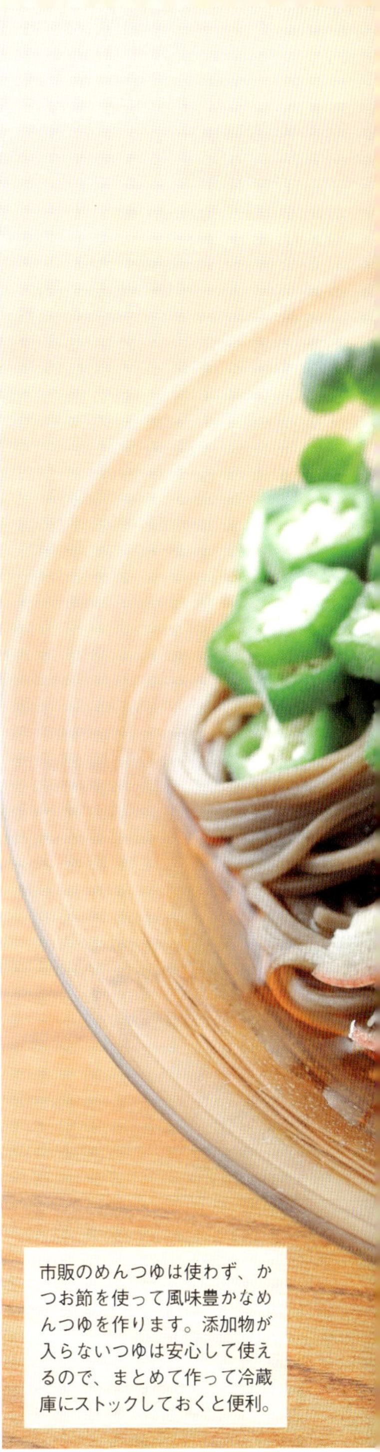

市販のめんつゆは使わず、かつお節を使って風味豊かなめんつゆを作ります。添加物が入らないつゆは安心して使えるので、まとめて作って冷蔵庫にストックしておくと便利。

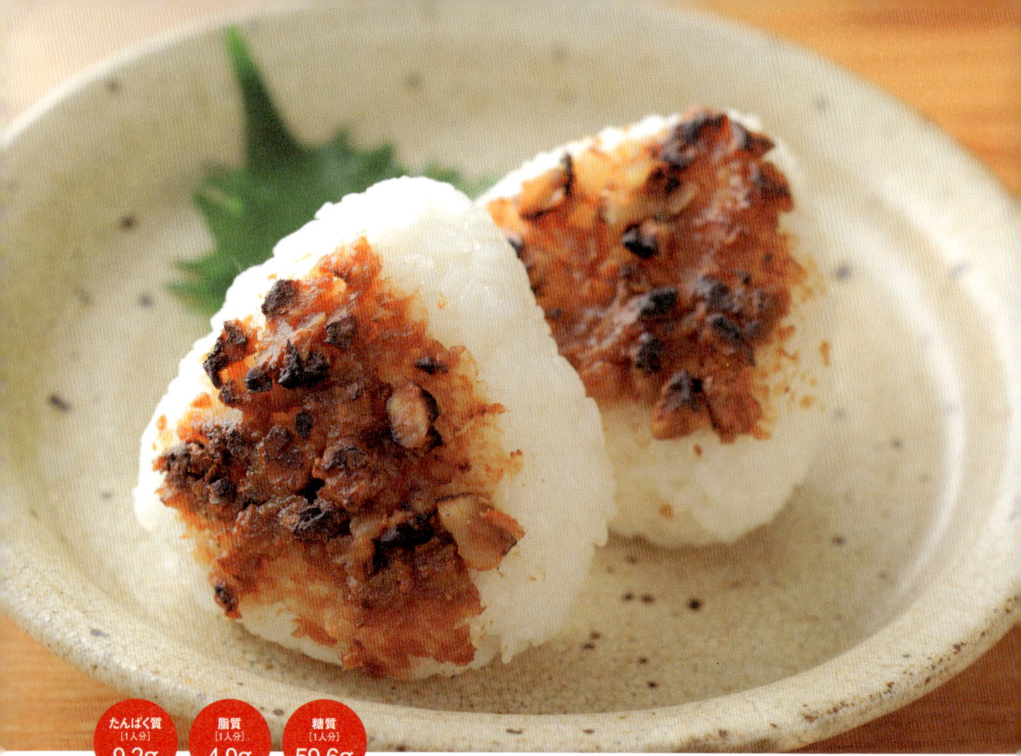

たんぱく質［1人分］9.2g
脂質［1人分］4.9g
糖質［1人分］59.6g

焼きみそおにぎり

みそとゴマの香りで冷めてもおいしい

カロリー
［1人分］
403
Kcal

材料 ［2人分］

くるみまたは アーモンドなどナッツ	10g
みそ	大さじ1
本みりん	小さじ2
ごはん	400g

作り方

1 くるみは粗く刻んで、みそ、本みりんと一緒に混ぜる。
2 ごはんを4等分にして、おにぎりにする。
3 1を塗って、魚焼きグリルでこんがりと焼く。

Check!!

ココが代謝アップ！

ビタミンとミネラルが豊富なくるみは、脂質を分解してエネルギー源に換えてくれます。カロリーが高いので、料理にコクを添えるのに使って。

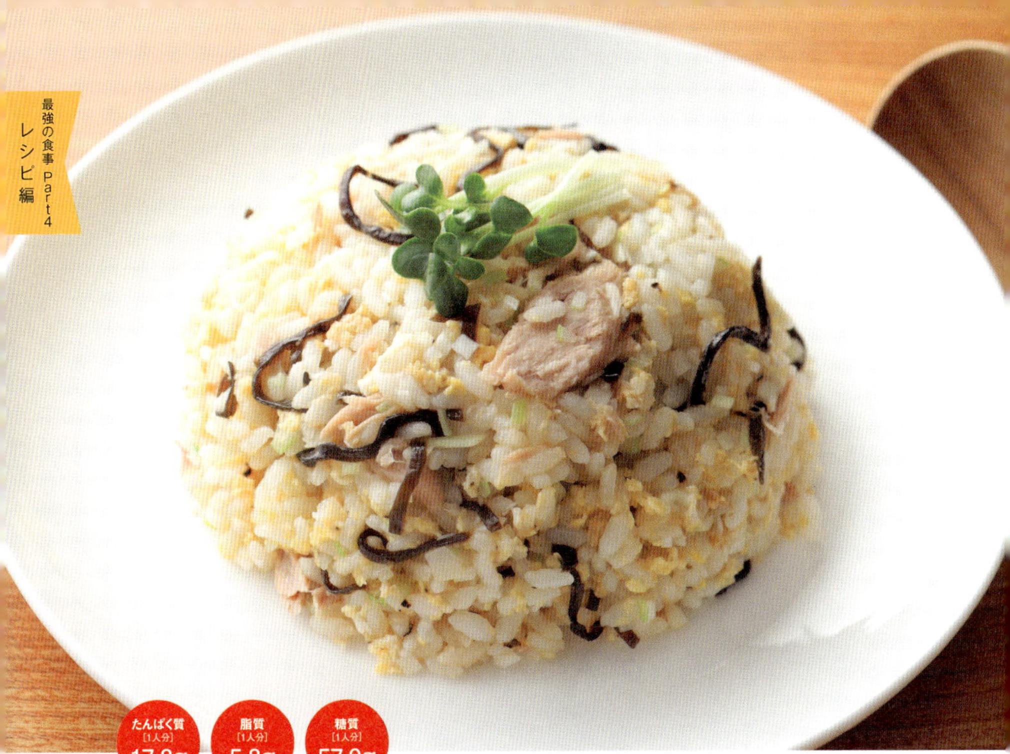

たんぱく質 [1人分] 17.8g

脂質 [1人分] 5.8g

糖質 [1人分] 57.9g

レンジチャーハン

電子レンジを使えば油いらず

カロリー [1人分]
361 Kcal

材料 [2人分]

長ネギ	1／4本
卵	2個
ツナ（水煮）缶	1缶（70g）
ごはん	300g
塩昆布	10g
塩、あらびき黒こしょう	少々
しょうゆ	小さじ1
カイワレ大根	少々

作り方

1 長ネギはみじん切りにする。卵は割りほぐす。ツナ缶は水気を切っておく。

2 耐熱のボウルにごはんを入れ、卵を回しかける。塩、あらびき黒こしょう、しょうゆを入れてよく混ぜる。ラップをして電子レンジ（500W）で4分加熱する。

3 1度取り出して混ぜ、長ネギ、ツナ、塩昆布を加えて混ぜさらに1分ほど加熱する。器に盛る。

4 カイワレ大根を添える。

Check!!

ココが代謝アップ！

原料がマグロやカツオである「ツナ」を具にしたチャーハンは、お肉や加工肉を使うよりずっとヘルシー。水煮を使えば、脂質をより抑えられます。

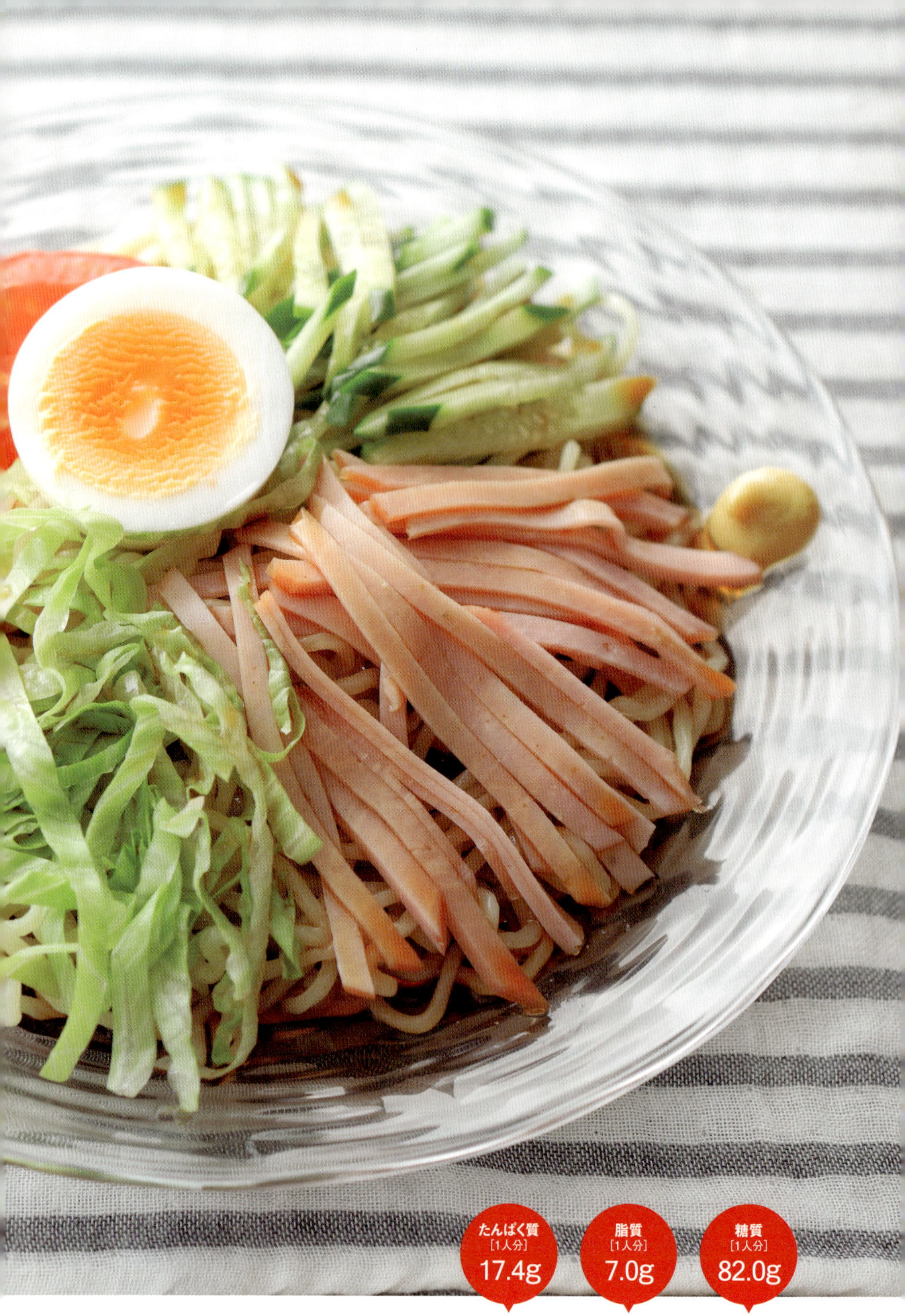

たんぱく質
[1人分]
17.4g

脂質
[1人分]
7.0g

糖質
[1人分]
82.0g

冷やし中華

ごま油いらず、
だしの風味でいただく

カロリー
［1人分］
487
Kcal

材料［2人分］

	ハム	4枚
	きゅうり	1／2本
	レタス	1枚
	トマト	1／2個
	ゆで卵	1個
Ⓐ	酢	大さじ3
Ⓐ	本みりん	大さじ2
Ⓐ	しょうゆ	大さじ2
Ⓐ	だし汁	大さじ1
	中華めん	2玉
	辛子	少々

作り方

1 ハム、きゅうり、レタスは千切りにする。トマトは半月切り、ゆで卵は半分に切る。

2 耐熱の容器にA の本みりんを入れてラップをせずに電子レンジ（500W）で1分加熱してアルコール分を飛ばす。残りのAの調味料と合わせて混ぜる。

3 中華めんをゆでる。ゆであがったら水でしめて、水気を切る。

4 めんを器に盛り付け、具材をのせタレをかける。好みで辛子を添える。

Check!!

ココが代謝アップ!

中華めんにはパスタなど他の麺類に比べてカリウムが多く含まれています。

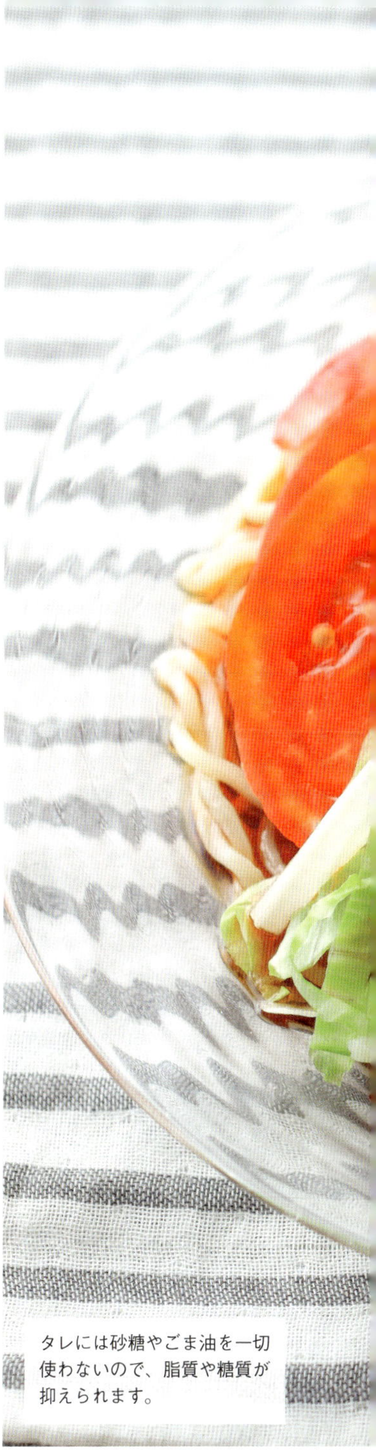

タレには砂糖やごま油を一切使わないので、脂質や糖質が抑えられます。

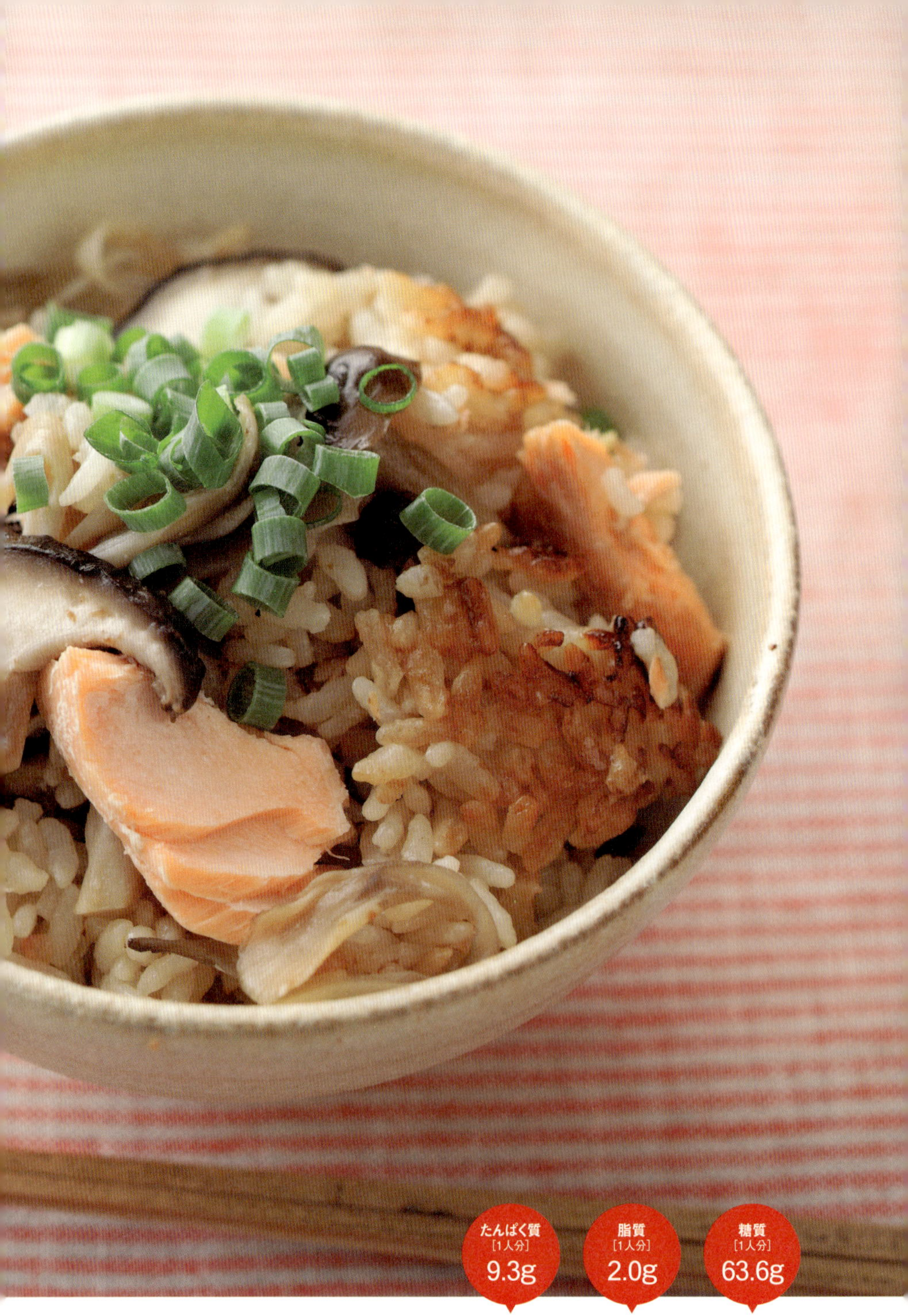
たんぱく質
[1人分]
9.3g
脂質
[1人分]
2.0g
糖質
[1人分]
63.6g

きのことサケの炊き込みごはん

カロリー
［1人分］
316 Kcal

彩りも美しく、だしが香る

材料 ［2合分］

シイタケ	2枚
シメジ	1／2パック
マイタケ	1／2パック（50g）
生姜	1／2片（チューブでも可）
米（白米）	2合
酒	大さじ1
みりん	大さじ1／2
塩	小さじ1／4
しょうゆ	大さじ1／2
だし汁	300ml
甘塩サケ	1切
万能ネギ	少々

作り方

1 シイタケは石づきを取り、1センチ厚さに切る。シメジも石づきを取り、小房に分ける。マイタケは小房に分ける。生姜は千切りにする。万能ネギは小口切りにする。

2 炊飯器の内釜に洗った米を入れ、調味料とだし汁を入れて混ぜる。

3 1とサケを入れて炊飯する。

4 炊き上がったらサケを取り出して骨、皮を除いてほぐし、再び戻し入れて混ぜる。器に盛り、万能ネギを添える。

Check!!

ココが代謝アップ！

サケには栄養素の代謝を促すビタミンB群やカルシウムの吸収を進めるビタミンDが含まれているので、ごはんとしても、おかずとしてもおすすめ。

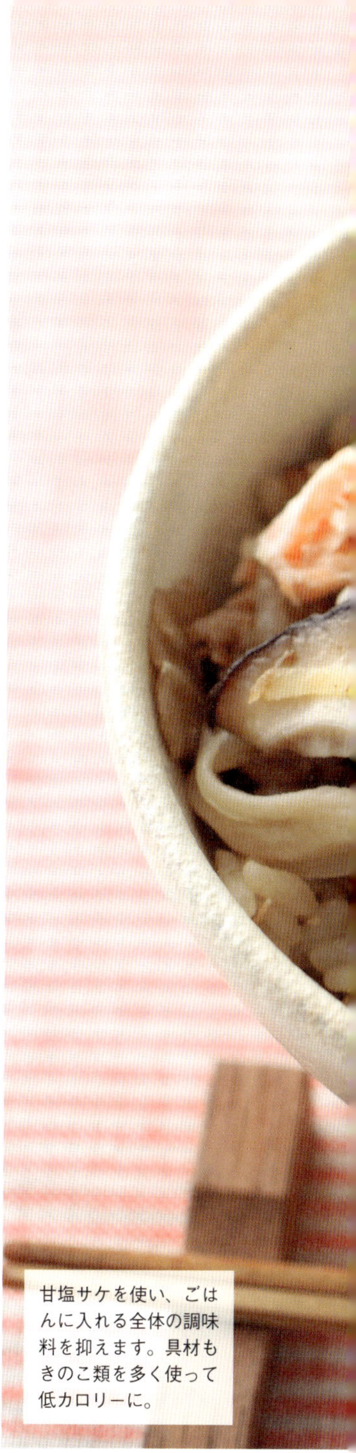

甘塩サケを使い、ごはんに入れる全体の調味料を抑えます。具材もきのこ類を多く使って低カロリーに。

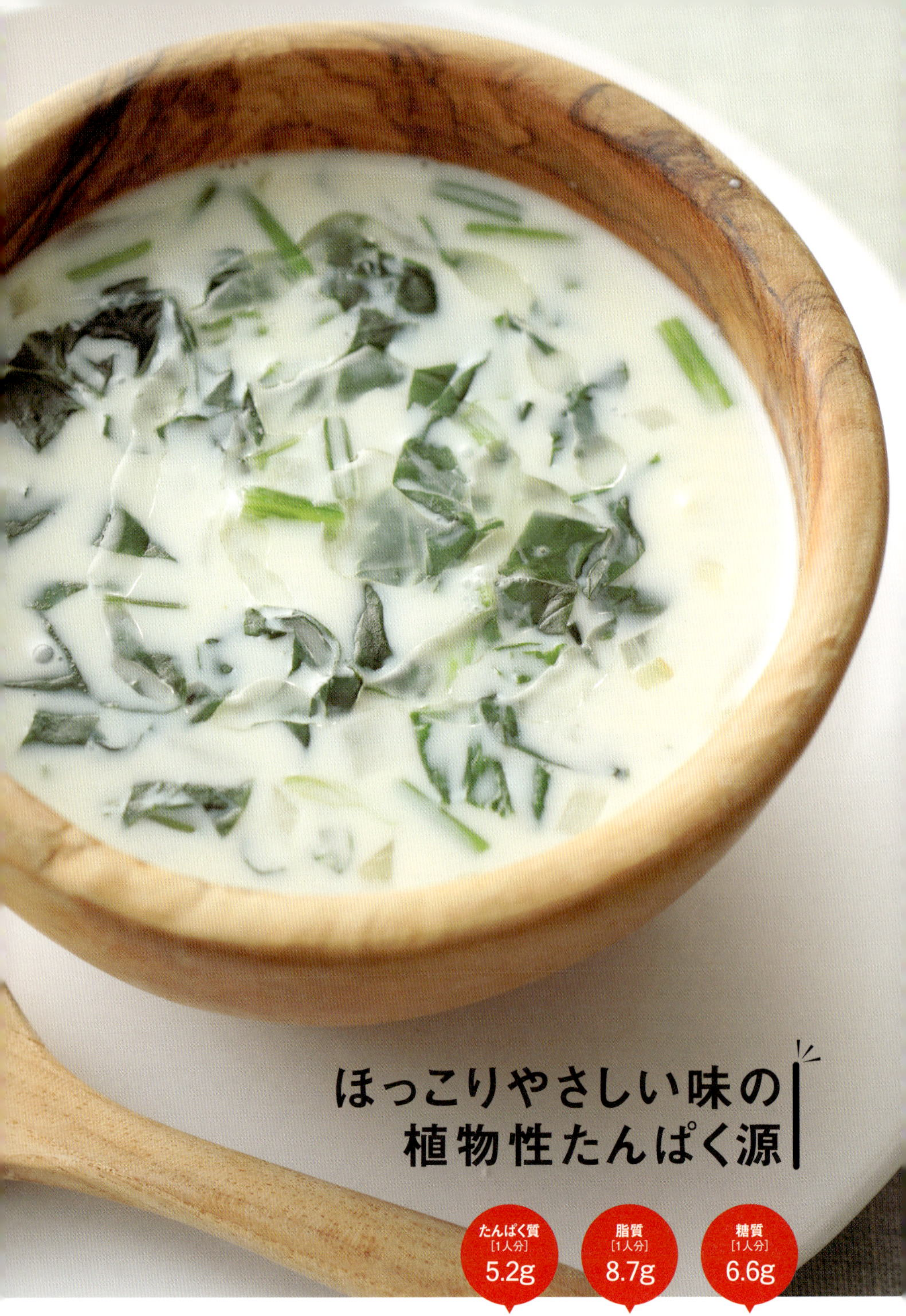

ほっこりやさしい味の
植物性たんぱく源

たんぱく質
[1人分]
5.2g

脂質
[1人分]
8.7g

糖質
[1人分]
6.6g

ほうれん草の豆乳スープ

カロリー
[1人分]
133
Kcal

ほうれん草の滋味を豆乳が包みこむ

材料 [2人分]

玉ネギ	1／2個
ほうれん草	100g
水	200ml
コンソメ（顆粒）	小さじ1
豆乳（無調整）	200ml
塩、こしょう	少々
えごま油	大さじ1

作り方

1 玉ネギはみじん切りに、ほうれん草は根元を落として、1センチ長さに切る。

2 テフロン加工のフライパンを温め、玉ネギを炒める。透き通ってきたらほうれん草を加えてしんなりするまで炒める。

3 水とコンソメを加えて蓋をして、弱火で5分煮る。

4 豆乳を加えて再び5分煮て、塩こしょうで味を調整し、器に盛り付ける。えごま油を垂らす。

Check!!

ココが代謝アップ！

無調整豆乳は、大豆の良質なたんぱく質やを含み、コレステロール値を下げる役割を期待できます。体内の中性脂肪を減らすのに効果的です。

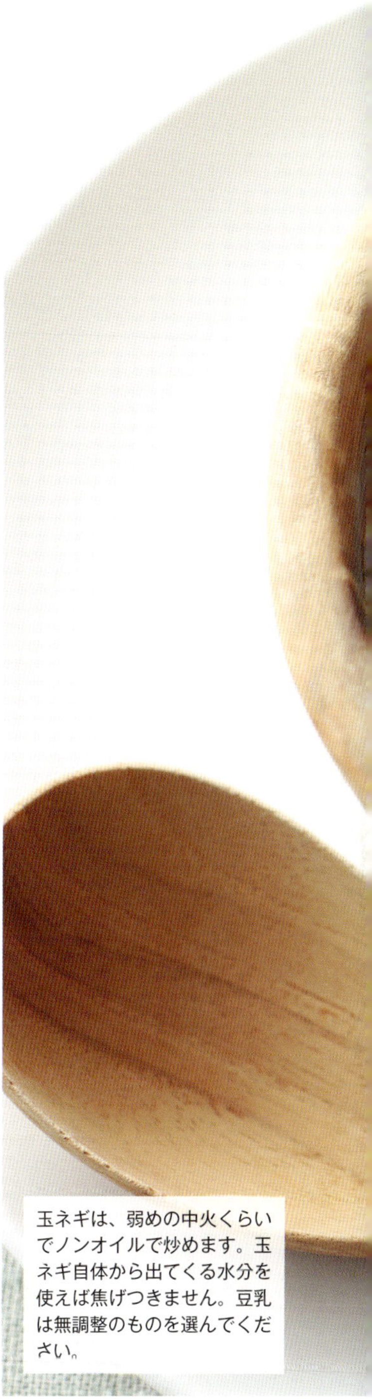

玉ネギは、弱めの中火くらいでノンオイルで炒めます。玉ネギ自体から出てくる水分を使えば焦げつきません。豆乳は無調整のものを選んでください。

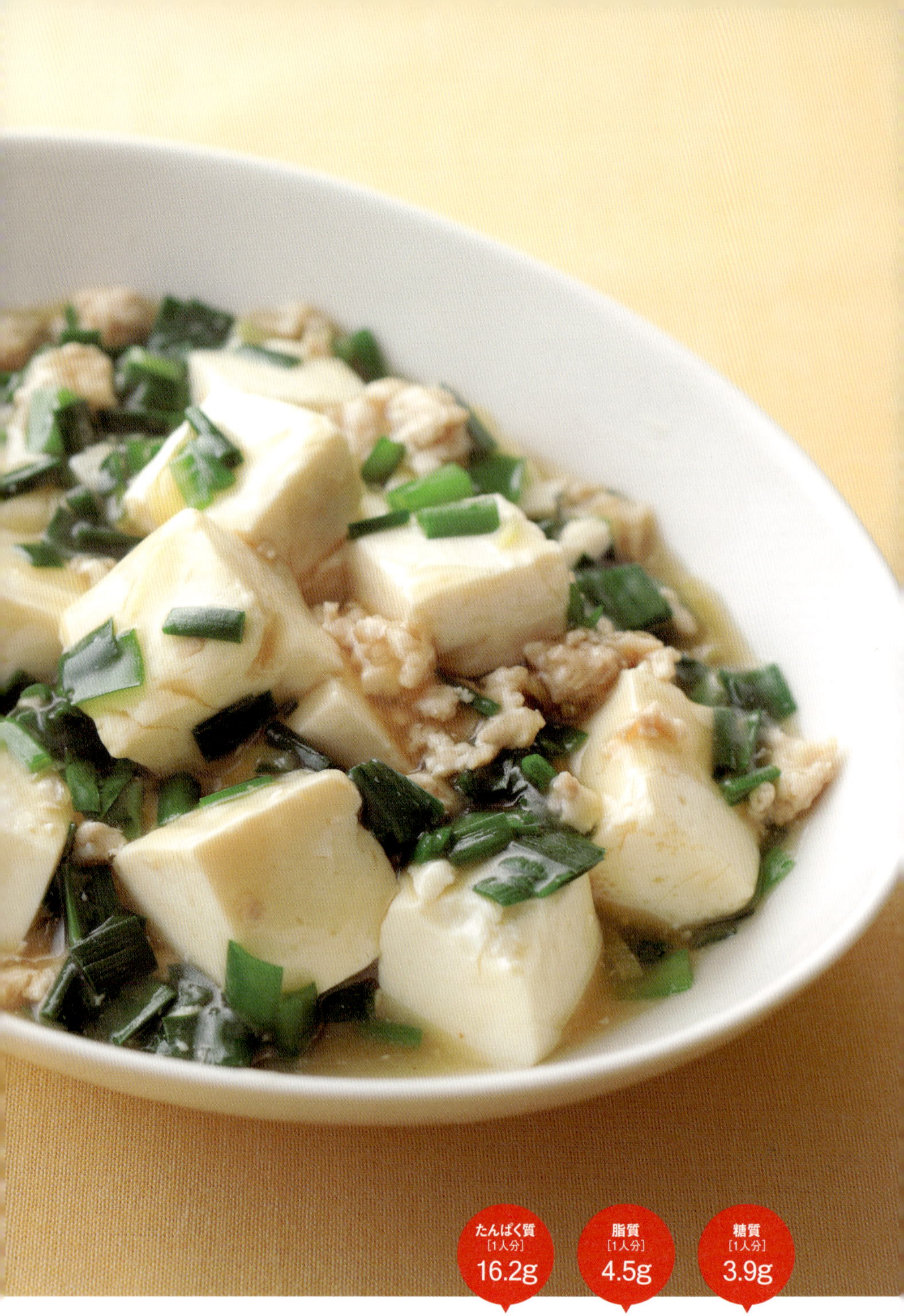

たんぱく質
［1人分］
16.2g

脂質
［1人分］
4.5g

糖質
［1人分］
3.9g

ニラ豆腐

淡白な豆腐で
あっさり中華風味

カロリー
[1人分]
130
Kcal

材 料 [2人分]

絹豆腐	1丁(250g)
ニラ	1／2束(50g)
鶏ひき肉	80g
生姜	1片
しょうゆ	小さじ1
Ⓐ だし汁	150ml
Ⓐ (水＋ガラスープの素(顆粒)小さじ1／2)	
Ⓐ 塩、こしょう	少々
水溶き片栗粉	水大さじ1　片栗粉小さじ1

作り方

1 豆腐は、一口大に切る。生姜は千切りにする。ニラは、1センチの長さに切る。

2 テフロン加工のフライパンを温め、生姜と鶏ひき肉を炒める。

3 Aと豆腐を加えて5分くらい煮る。煮立ったら、ニラを加えてさっと混ぜ、しょうゆを回し入れて混ぜる。水溶き片栗粉でとろみをつける。

Check!!

ココが代謝アップ!

ニラには、むくみを解消するカリウムやエネルギー代謝を促進するビタミンB2が含まれており、カロリーも低いのでダイエットに向いています。

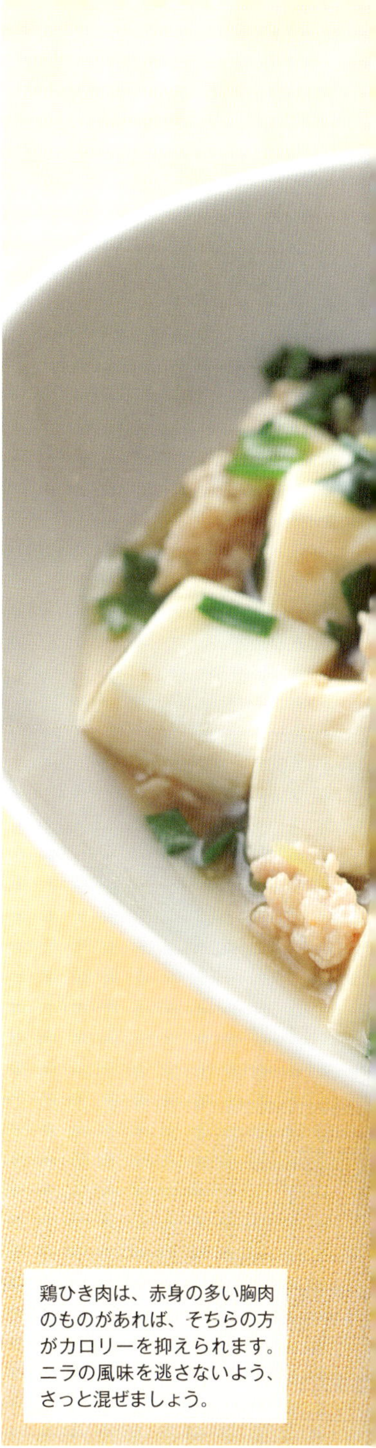

鶏ひき肉は、赤身の多い胸肉のものがあれば、そちらの方がカロリーを抑えられます。ニラの風味を逃さないよう、さっと混ぜましょう。

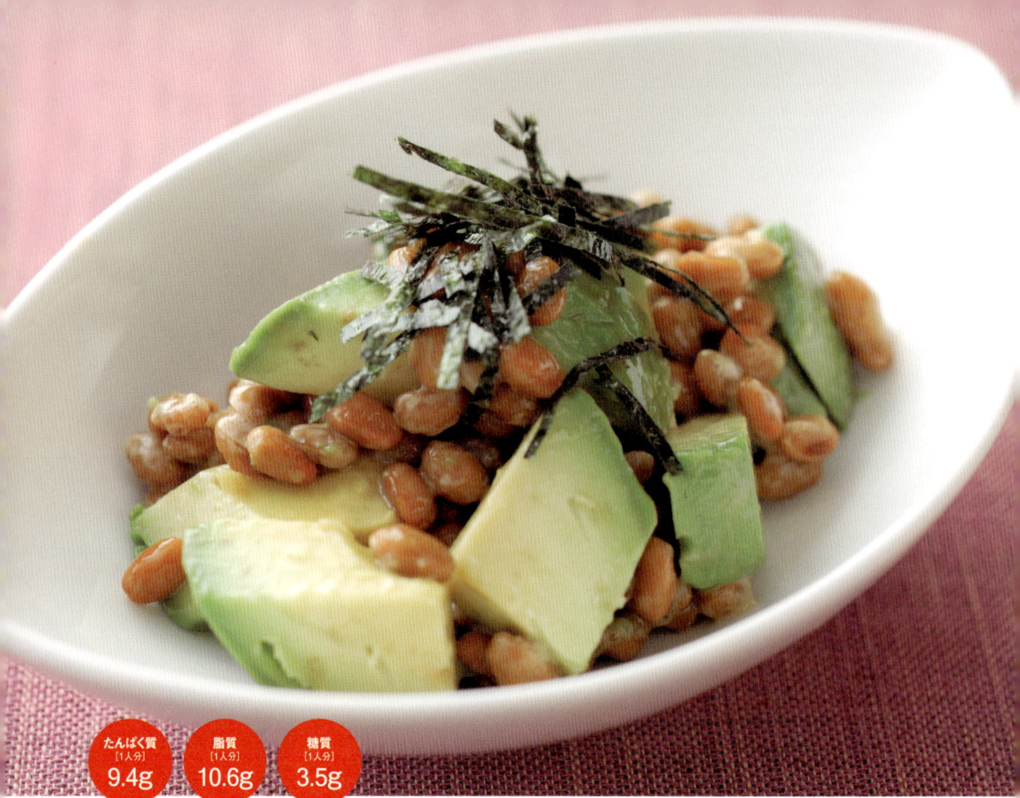

たんぱく質［1人分］9.4g

脂質［1人分］10.6g

糖質［1人分］3.5g

アボカド納豆

アボガドと納豆は意外にも相性抜群

カロリー［1人分］

160 Kcal

材料［2人分］

Ⓐ
- しょうゆ……小さじ2
- わさび……少々

- 納豆……2パック
- アボカド……1／2個
- 刻みのり……少々（のりをちぎっても良い）（あれば）

作り方

1 ボウルにAを入れて混ぜ、納豆を加えて混ぜる。

2 アボカドの種を取って皮をむき、1～1.5センチ大に切って1に混ぜる。

3 器に盛り付け、のりをのせる。

Check!!

ココが代謝アップ！

混ぜるだけで簡単に作れます。納豆には余計な脂質や糖質が体に吸収されるのを防ぐ働きがあり、血液中のコレステロール値を下げてくれる効果もあります。

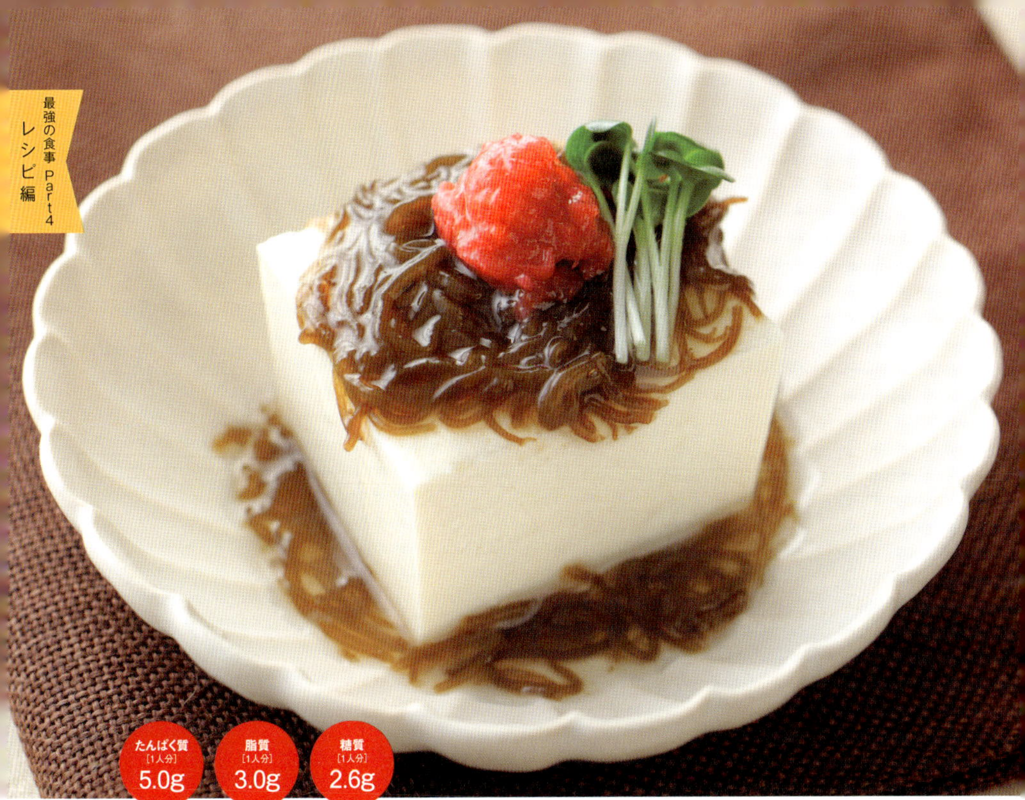

たんぱく質［1人分］5.0g
脂質［1人分］3.0g
糖質［1人分］2.6g

もずく奴

梅と生姜が爽やかに香る

カロリー［1人分］
61 Kcal

材料 ［2人分］

梅干し……1個
生姜すりおろし……1／2片分
絹豆腐……200g
味付きもずく……2パック
カイワレ大根……10g

作り方

1 梅干しは種を取り、生姜と合わせて混ぜる。豆腐は半分に切る。
2 器に豆腐を置き、その上にもずくをかける。1の梅干しを乗せて、カイワレ大根を添える。

Check!!

ココが代謝アップ！

食物繊維が豊富なもずくには腸内環境を整え、アルギン酸が体内の血糖値上昇を抑える働きがあります。味付きもずくを使うと調理が簡単です。梅干しの量は、好みで調整してください。

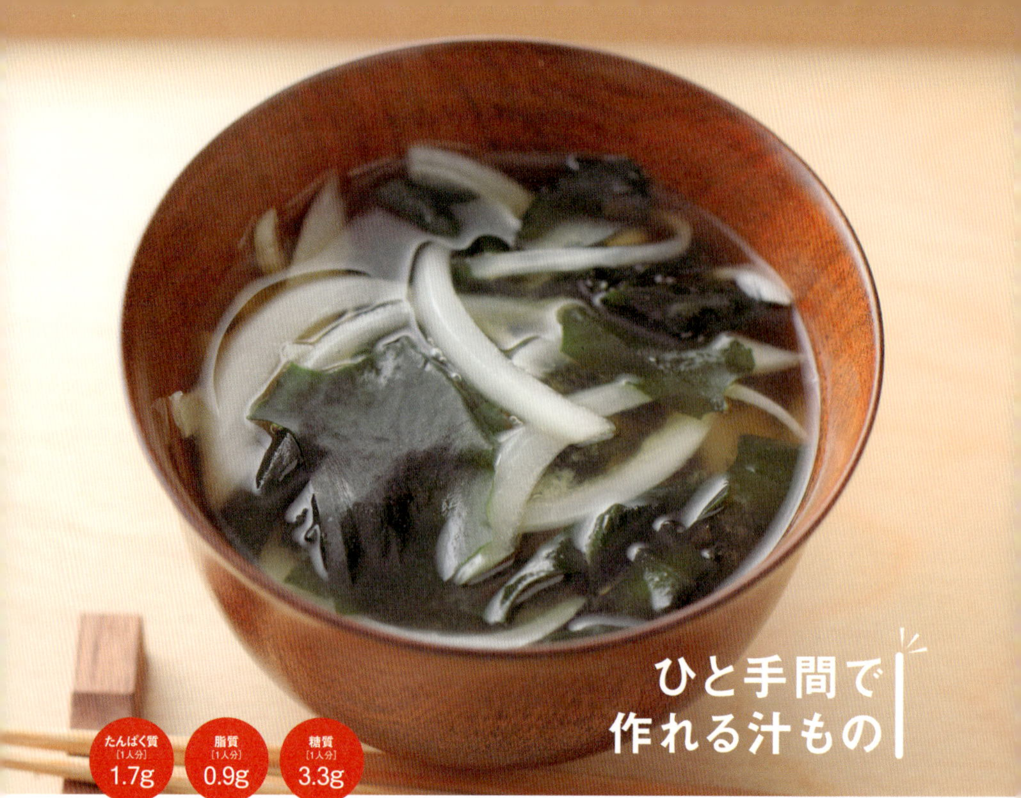
ひと手間で
作れる汁もの
たんぱく質
[1人分]
1.7g
脂質
[1人分]
0.9g
糖質
[1人分]
3.3g

玉ネギとわかめのみそ汁

ほっこり甘い玉ネギにしみじみ

カロリー
[1人分]
28
Kcal

材料 [2人分]

- 玉ネギ……1／4個
- わかめ……大さじ1
- だし汁……400ml
- みそ……大さじ1

作り方

1 玉ネギは薄切りにする。わかめは水で戻して水気を絞る。

2 鍋にだし汁入れて温め、玉ねぎを入れる。

3 玉ネギに火が通ったら、火を弱めてみそを溶き入れわかめを入れる。

4 器に注ぐ。

Check!!

ココが代謝アップ!

みそに含まれる大豆サポニンは糖質や脂質の代謝を助けてくれるます。毎日1食は摂りましょう。

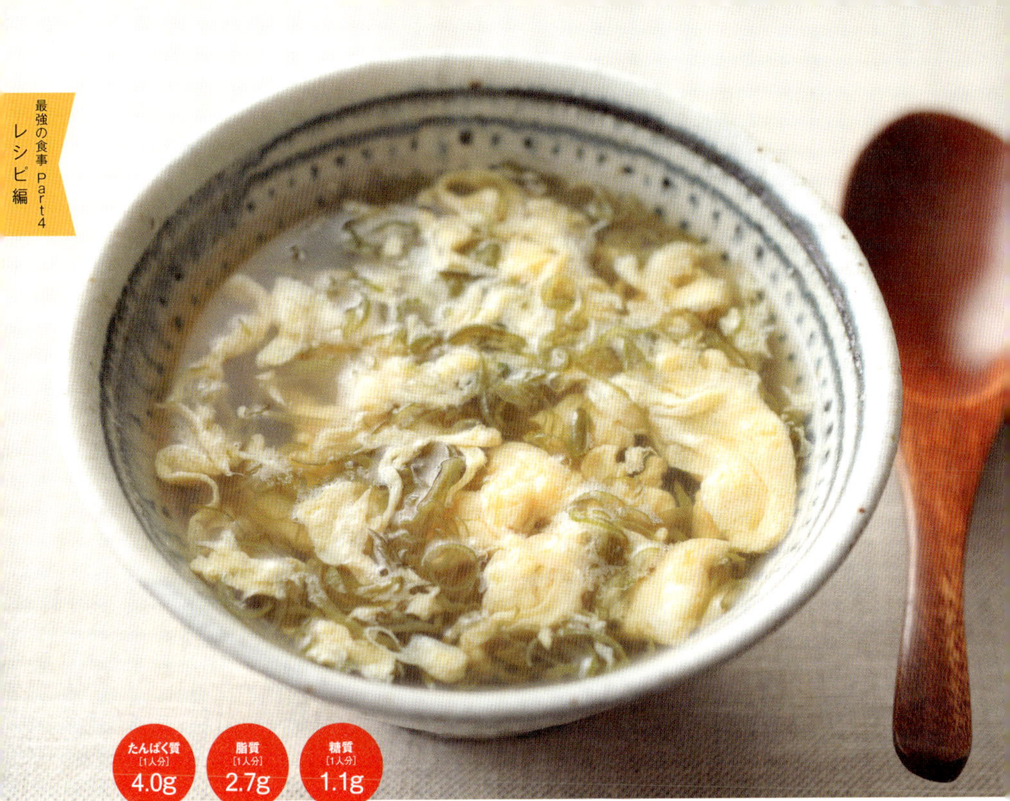

たんぱく質 [1人分] 4.0g
脂質 [1人分] 2.7g
糖質 [1人分] 1.1g

めかぶのかき卵スープ

磯の香りとほのかな酸味のハーモニー

カロリー [1人分]
49 Kcal

材料 [2人分]

だし汁 ………… 400ml
めかぶ ………… 2パック
しょうゆ ………… 大さじ1
卵 ………… 1個
酢 ………… 大さじ1と1／2

作り方

1 鍋にだし汁を沸かし煮立ったらめかぶとしょうゆを入れる。
2 再び煮立ったら、溶きほぐした卵を細く流し入れ、酢を加えてひと混ぜし、器に注ぐ。

Check!!

ココが代謝アップ！

めかぶの食物繊維と卵のたんぱく質が入る、バランスのよいスープです。めかぶに含まれる食物繊維、フコダインは近年注目度アップ。

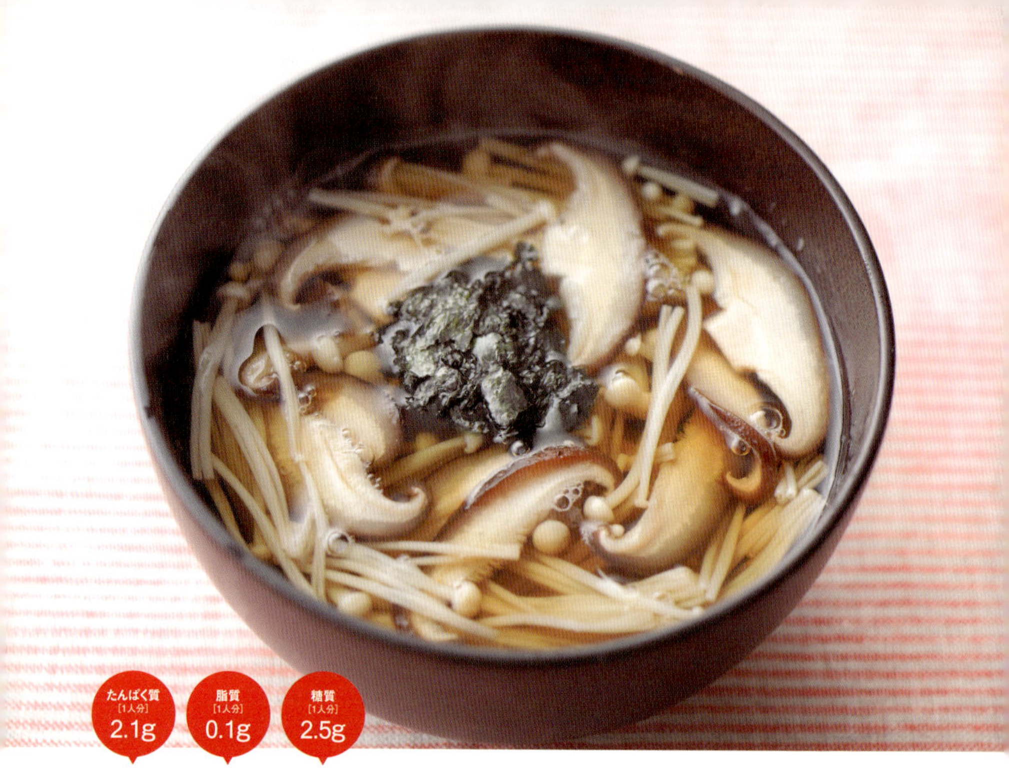

たんぱく質 [1人分] 2.1g

脂質 [1人分] 0.1g

糖質 [1人分] 2.5g

きのことのりのおすまし

上品なすまし汁はもてなしにも喜ばれる

カロリー [1人分]

17 Kcal

材料 [2人分]

エノキダケ	1パック(100g)
シイタケ	2枚
だし汁	400ml
塩	小さじ1/3
しょうゆ	小さじ2
焼きのり	少々

作り方

1 エノキダケとシイタケは石づきを取り、エノキダケは半分の長さに、シイタケは薄切りにする。

2 鍋にだし汁を温め、1を入れて煮る。

3 塩としょうゆを加えて軽く混ぜ器に注ぐ。ちぎった焼きのりをのせる。

Check!!

ココが代謝アップ!

きのこは低カロリーかつ低糖質なので、気にせず食べられる食材のひとつ。食物繊維も多く、体に老廃物や毒素を排出しやすくしてくれます。

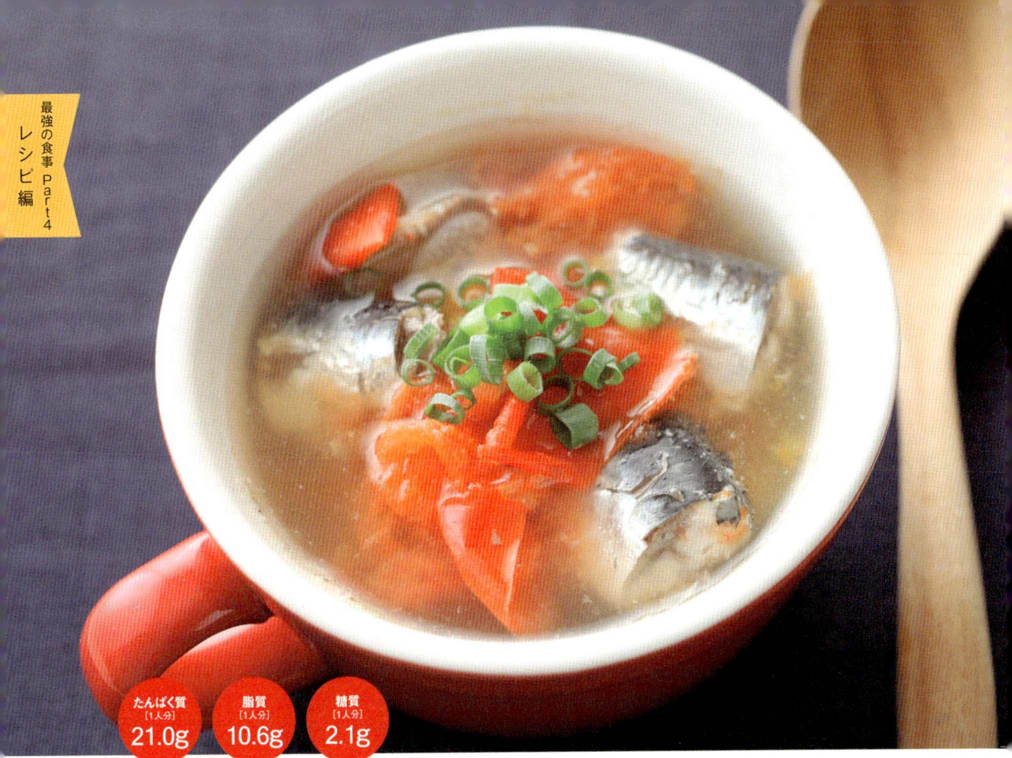

たんぱく質 [1人分] 21.0g
脂質 [1人分] 10.6g
糖質 [1人分] 2.1g

トマトとイワシのスープ

にんにくのパンチが効いたごちそうスープ

カロリー
[1人分]
200 Kcal

材料 [2人分]

トマト……………………1個（100g）
にんにく……………………1片
万能ネギ……………………1本
Ⓐ 水……………………400ml
　 ガラスープの素（顆粒）……小さじ1と1／2
イワシの水煮缶……………………1缶
塩、しょうゆ……………………少々

作り方

1 トマトはヘタを取って、ざく切りにする。にんにくは薄切りにする。万能ネギは小口切りにする。
2 鍋にAとにんにく、イワシの缶詰を汁ごと入れて温める。
3 トマトを加えて弱火で5分煮て、トマトが柔らかく崩れてきたら塩、しょうゆで味を調整する。
4 器に注ぎ、万能ネギをのせる。

Check!!

ココが代謝アップ！

食物繊維が豊富で腸内環境を整えてくれるトマトは低カロリーのうえ、リコピンに抗酸化作用があり、細胞の活性化を助けてくれます。

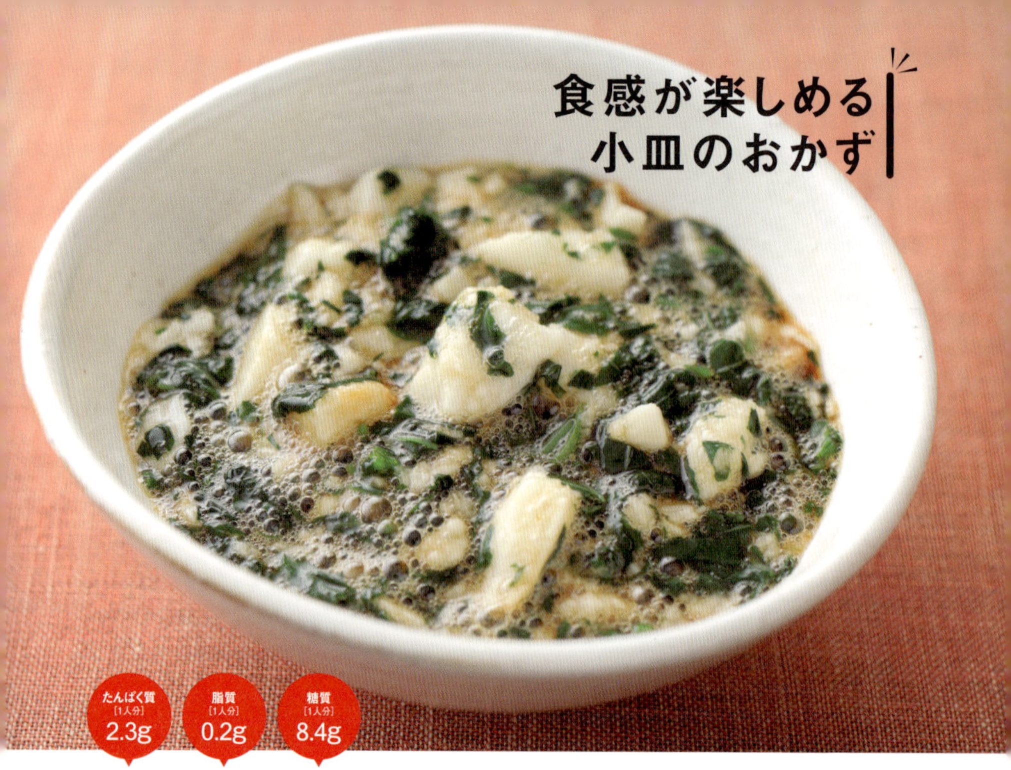

たんぱく質［1人分］2.3g
脂質［1人分］0.2g
糖質［1人分］8.4g

モロヘイヤとろろ

すりおろしてあえるだけで絶品に

カロリー［1人分］
50 Kcal

材料［2人分］

モロヘイヤ……1／2束
長芋……100g
Ⓐ 酢……大さじ1
　しょうゆ……大さじ1／2
　みりん……小さじ1／2

作り方

1 モロヘイヤは葉の部分を摘んで熱湯でサッとゆでる。水に取って水気を絞り、包丁で細かく刻む。
2 長芋は皮をむいてビニール袋などに入れ、その上からコップなどの底を使って叩き、粗く崩す。
3 ボウルに1、2を入れ、Aを入れて混ぜ器に盛り付ける。

Check!!

ココが代謝アップ!

長芋は糖質が含まれているので、ごはんにかけて食べる際は、食べ過ぎに注意しましょう。ここではビニール袋の中に入れて叩き、歯ごたえを残します。

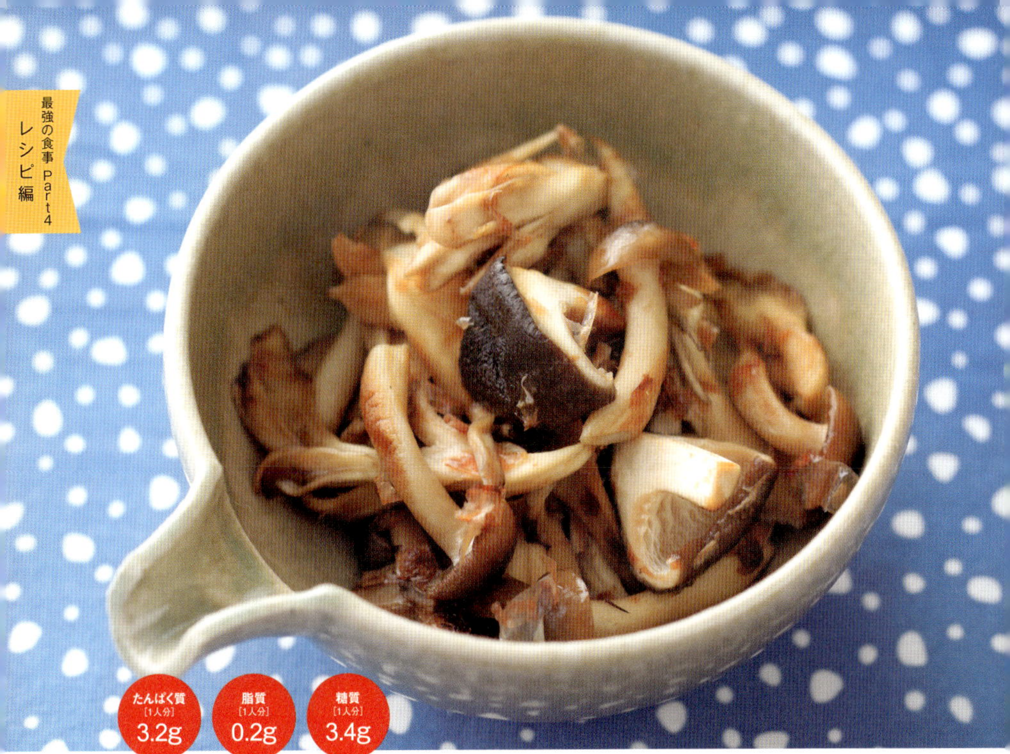

たんぱく質［1人分］3.2g
脂質［1人分］0.2g
糖質［1人分］3.4g

おかかきのこ

かつお節の香りで素材が際立つ

カロリー［1人分］
52 Kcal

材料［2人分］

シイタケ	2個
シメジ	1／2パック
マイタケ	1パック
しょうゆ	大さじ1
酒	大さじ1
みりん	大さじ1／2
かつお節	1袋（3g）

作り方

1 シイタケとシメジは石づきを取る。シイタケは4等分、シメジは小房に分ける。マイタケも小房に分ける。

2 テフロン加工のフライパンを温め1を炒める。しんなりとしてきたら酒、みりん、しょうゆを入れて炒め合わせる。

3 かつお節を加えて混ぜ、器に盛り付ける。

Check!!

ココが代謝アップ！

きのこは低カロリーなうえ、脂質が体に蓄積される前に代謝してくれます。調味料を使わず、かつお節や青のりやゴマで風味を加え、満足感をアップさせます。

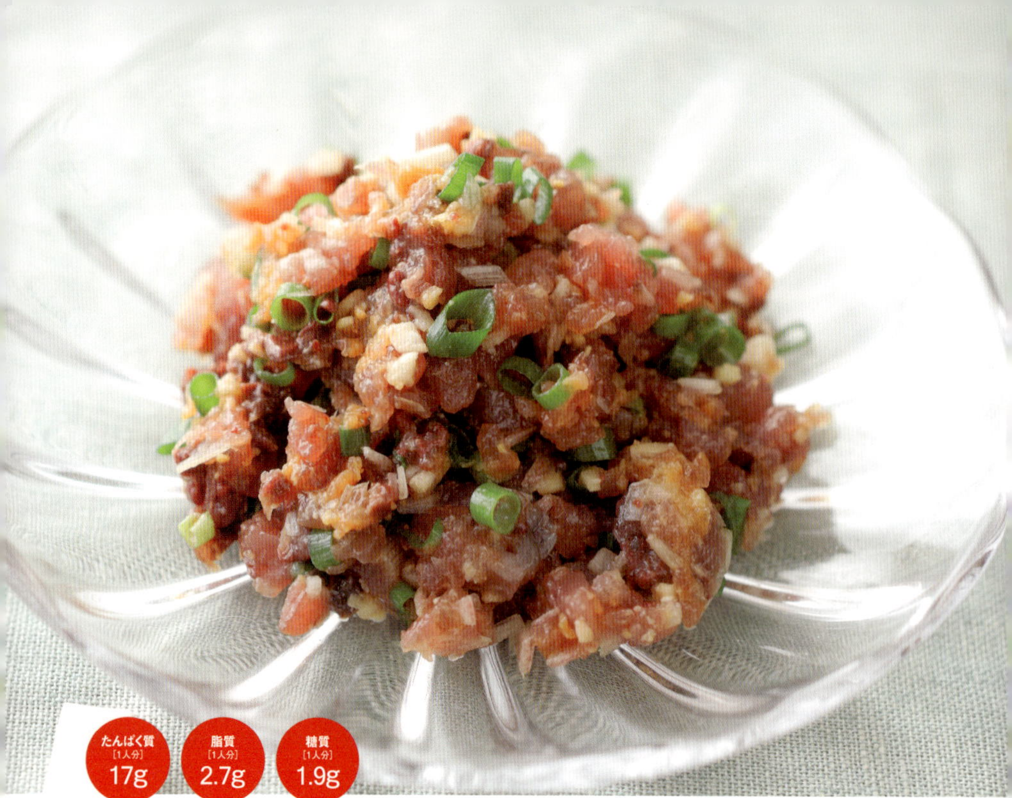

たんぱく質［1人分］17g

脂質［1人分］2.7g

糖質［1人分］1.9g

カツオのなめろう

生姜とみその新しい味わい

カロリー［1人分］

88 Kcal

材料［2人分］

みょうが	1個
生姜	1片
万能ネギ	1本
カツオ（生、刺身用）	120g
みそ	大さじ1
しょうゆ	少々

作り方

1 みょうが、生姜はみじん切りにする。万能ネギは小口切りにする。

2 カツオは1センチ角くらいに切り、その後、包丁でさらに細かくたたく。

3 1にみそ、しょうゆをまぜ、器に盛り付ける。

Check!!

ココが代謝アップ！

カツオには鉄分や不飽和脂肪酸が豊富に含まれます。不飽和脂肪酸がコレステロール値を下げてくれるので、体内の中性脂肪を減らす働きがあります。

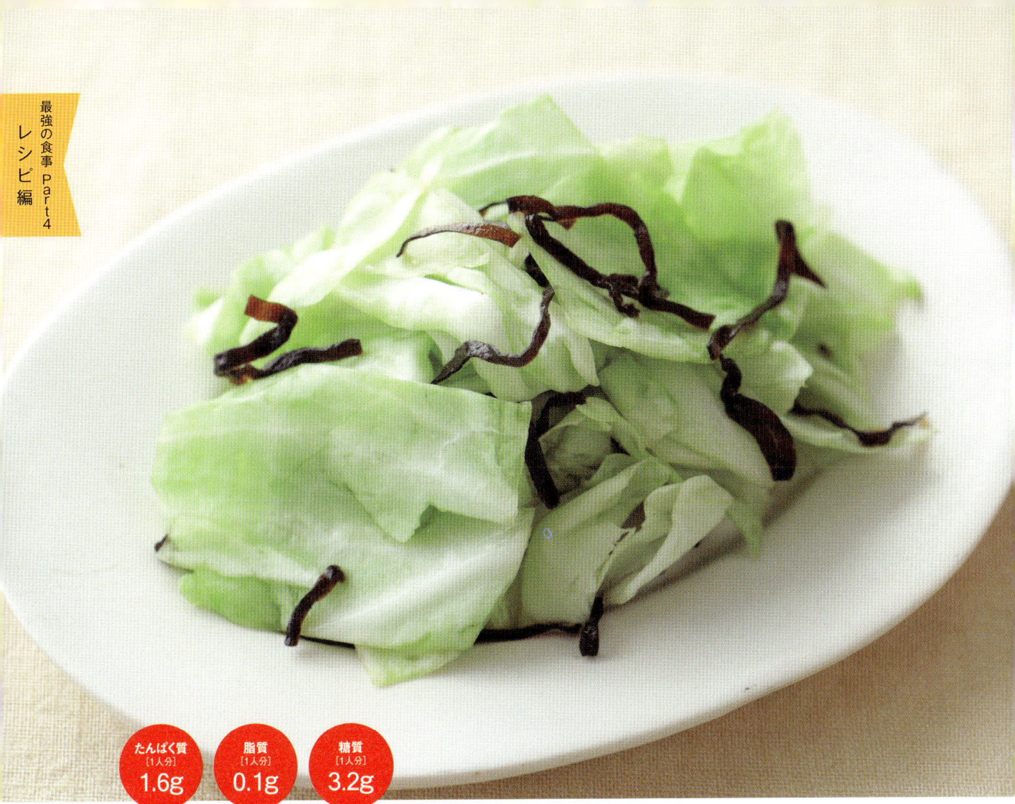

たんぱく質 [1人分] 1.6g
脂質 [1人分] 0.1g
糖質 [1人分] 3.2g

キャベツの塩昆布あえ

ドレッシングの要らない即席サラダ

カロリー [1人分] 17 Kcal

材料 [2人分]

キャベツ ……………………………… 100g
塩昆布 ………………………………… 10g

作り方

1 キャベツはざく切りにし、ビニール袋などに入れる。
2 1に塩昆布を加えて揉む。
3 器に盛り付ける。

Check!!

ココが代謝アップ!

キャベツに含まれるカリウムがむくみを解消し、キャベジンという成分で脂質の代謝を促します。塩昆布は、甘みなども含まれているので少量使いましょう。

悩み解決！Q&A相談室

いざ実践しようとするとわき出てくる素朴な疑問にお答えします！

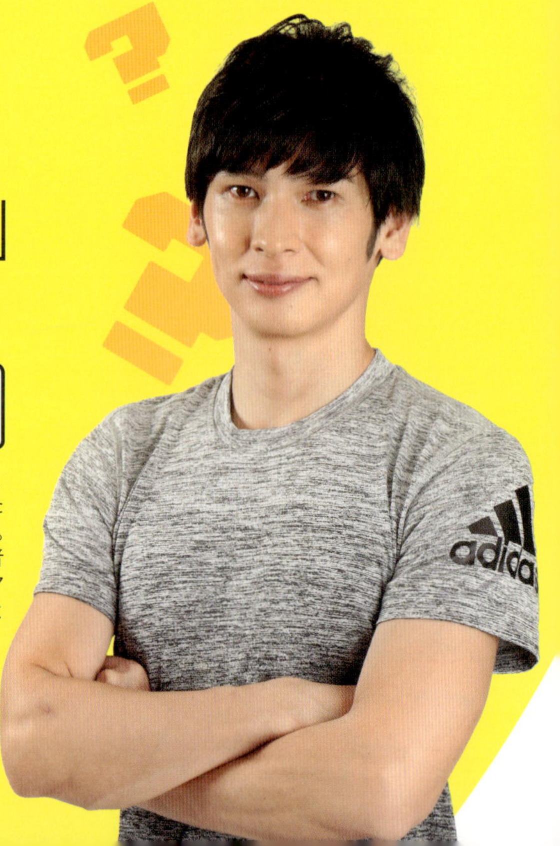

Q1

「ほとんど運動したことがないのですが、何から始めればいいでしょう？」

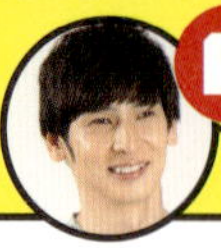

A 初心者はウォーキングから

階段を上り下りするとか、歩幅を大きくして歩いたりするだけでも、今までやったことがないのであればいい運動になります。ランニングはハードルが高いので、初心者はウォーキングから始めては。歩数計のアプリなどを使って１日8000歩以上歩くことを、３ケ月続けてみてください。

Q2

「動くと喉が渇きます。おすすめの飲み物は？」

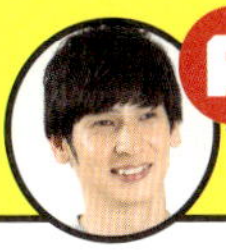

A 水やお茶で十分です

清涼飲料水や栄養ドリンクの類は無駄に糖質が多くてオススメできません。市販のスポーツドリンクは、炎天下での運動や、1時間以上の長時間で発汗量が多い場合は、脱水症状などの予防のために良いとは思います。空調の整ったジムでのダイエット目的ならば、あえて必要ではありません。水で十分です。常温でも冷水でも、自分が飲みやすい温度で飲んで大丈夫。

Q3

「忙しくてジムに行けません。簡単にできるトレーニングはありますか？」

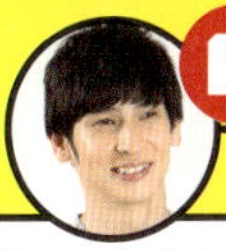

A ふだんの活動量を増やしましょう

日常生活のなかで「いかに活動量を増やすか」を意識すればＯＫです。あえてジョギングやランニングをはじめとする有酸素運動をしなくても、「エレベーターやエスカレーターを使わない」「通勤の際にひと駅分歩く」など、移動のやり方を変えて、1日の活動量を増やす努力をしましょう。

Q4

「仕事でお酒を飲む機会が多いのですが、気をつけることは？」

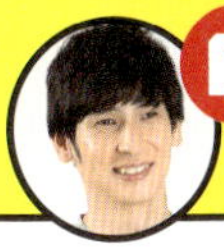

A 自分のペースを守る

お酒を飲む際は、飲み物の種類とおつまみの選び方に気を配ってください。幹事役などを引き受けて自分で決められるのであれば、海鮮系のお店を選ぶようにします。飲み会では、本書にあるような高たんぱく質、低脂質の品を自分から積極的に注文しましょう。お酒はたしなむ程度であれば何を飲んでもよいのですが、量がかさむようだったら、ウイスキーや焼酎などの蒸留酒を選び、周囲のペースに合わせすぎないように。

Q5

「トレーニングはどれくらいの頻度がいいのですか？」

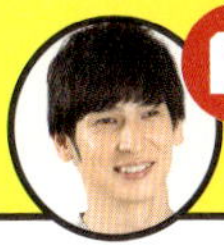

A 週2回程度を目安に

「やせるため」というのなら、週２回程度で十分。時々、一気にやせようと毎日ジム通いする人もいますが、途中で挫折するケースも多いのです。今日は背中、今日は脚などボディービルダーのように部位ごとに鍛えるのであれば毎日でもいいのですが、全身のトレーニングであれば、週２回以上やっても効果はあまり変わりません。少なくとも３ケ月は通い続けることを目安に、続けられるペースで始めましょう。

〈BookStaff〉
編集・構成　生駒秀知　柴崎あづさ　岡田久　藤依里子
デザイン　I'll products
鶴田裕樹・安田健人・稲田佳菜子
撮影　天野憲仁（日本文芸社）

運《うん》動《どう》効《こう》果《か》を最《さい》大《だい》限《げん》に引《ひ》き出《だ》す
最《さい》強《きょう》の食《しょく》事《じ》

2017年10月10日　第1刷発行

著者　森拓郎《もりたくろう》

発行者　中村　誠
印刷・製本所　図書印刷株式会社
発行所　株式会社日本文芸社
〒101-8407
東京都千代田区神田神保町1-7
編集　03-3294-8920
営業　03-3294-8931
URL　http://www.nihonbungeisha.co.jp/

Printed in Japan 112170921-112170921Ⓝ01
ISBN978-4-537-21515-1
編集担当：上原